노화는 세포 건조가 원인이다

ROUKA HA "KARADA NO KANSOU" GA GENIN DATTA
by Yumi Ishihara
Copyright ⓒ 2007 by Yumi Ishihara
All rights reserved.
Original Japanese edition published by MIKASA SHOBO CO., LTD.
Korean translation rights arranged with MIKASA SHOBO CO., LTD., Tokyo
through Japan UNI Agency, Inc., Tokyo and Korea Copyright Center Inc., Seoul

이 책은 (주)한국저작권센터(KCC)를 통한 저작권자와의 독점계약으로 전나무숲에서 출간되었습니다.
저작권법에 의해 한국 내에서 보호를 받는 저작물이므로 무단전재와 복제를 금합니다.

원인 모를 통증부터 치매까지,
예방하고 치유하는 웰에이징 건강법

노화는 세포건조가 원인이다

이시하라 유미 지음 | 윤혜림 옮김

전나무숲

펴내는 글

세포를 촉촉하게 만들면
젊고 건강하게 살 수 있다

고대 그리스의 철학자 아리스토텔레스도 말했듯이 '노화'란 우리 몸이 차츰 '건조'해지는 현상이다. 지금 막 가지에서 딴 싱싱한 사과도 시간이 지날수록 껍질부터 말라 쭈글쭈글해지다 결국 속까지 상한다.

인간이라고 다를 바가 없다. 촉촉하고 윤기 나던 피부는 나이가 들수록 메마르고 거칠어진다. 눈도 뻑뻑해지고, 손끝의 물기도 말라 책장을 넘길 때면 으레 침을 묻히게 된다. 또 음식을 삼키다 목에 걸려 사레가 들 때도 많다. 이게 다 몸속, 명확히 말하면 '세포'가 건조해졌다는 증거다.

그뿐만이 아니다. 비만 오면 허리나 무릎이 아파온다. 또 유독 배와 턱에 군살이 붙는다. 기억력도 떨어져서 말하려는 단어가 입 안에서만 맴돌 뿐 도무지 떠오르지 않을 때가 많다. 이런 현상들도 내장과 관절, 뼈, 심지어 뇌에 이르기까지 각 부위의 세포가 건조해서 나타나는 것이다.

실제로 유아기에 몸무게의 70%나 차지하던 수분은 나이가 들수록 점점 감소하여 성년기에는 60%, 노년기에는 55%에 지나지 않는다고 한다. 이것만 보더라도 몸이 더 건조해지지 않도록 하는 것이 노화를 늦추는 가장 효과적인 방법이라는 것을 알 수 있다.

이런 '노화'나 '건조' 현상은 이십 대를 넘으면 누구나 겪는다. 흔히 생각하듯 중년기나 노년기에만 해당하는 문제가 아닌 것이다.

생활환경도 현대인의 몸을 건조하게 만드는 데 한몫한다. 지나친 냉난방 탓에 1년 내내 건조하게 지내다 보니 가습기 없이는 겨울나기가 힘들 정도다. 목욕 방식도 달라져서 욕조에 물을 받아 느긋하게 몸을 담그기보다는 후다닥 샤워로 끝낼 때가 많다. 그러다 보니 몸을 충분히 덥히지 못해 냉증이 쉽게 생긴다. 뒤에서 자세히 설명하겠지만, 몸이 차면 세포의 건조 상태가 더 악화된다. 이 같은 문제는 식생활에서도 찾을 수 있다. 아침 식사로 많이 먹는 빵과 우유, 평소에 즐겨먹는 열대 과일, 습관처럼 마시는 녹차는 모두 우리 몸을 차게 만든다. 이렇듯 자신도 모르게 몸을 차게 만들어서 세포의 건조를 부추기며 사는 모습을 보면 안타까울 뿐이다.

이런 생활습관을 고쳐 몸이 건조해지는 것을 막으면 내장 기능이 활발해지고 피부도 촉촉해지며 노화도 느리게 진행된다. 주변을 보더라도 나이보다 젊어 보이는 사람들은 한결같이 활발하게 몸을 움직이기 때문에 몸에 늘 온기가 돌고 피부에도 윤기가 있다.

내장이나 뼈, 혈관의 세포가 건조해지면 겉모습에만 영향을 미치는 것이 아니라 다양한 질병에 걸리기도 한다. 생활습관병이라고 하는 고혈압, 당뇨병, 고지혈증 등은 혈관의 내피세포나 췌장의 베타세포 같은 우리 몸의 세포가 비정상적으로 선조해진 결과 그 기능이 떨어져서 나타나는 질환들이다. 또한 치매라 불리는 인지증은 뇌 세포가 건조해 쪼그라들면서 나타나는 질병이다.

특히 여성은 몸속 건조증을 치료하면 자궁과 난소의 기능이 활발해져 부종이나 심한 체중 증가, 부인과질환, 갱년기장애 등을 빨리 극복할 수 있다.

세포 보습으로 몸의 건조를 막는 것은 어렵거나 특별하지 않다. 식사와 목욕을 비롯한 평소의 사소한 습관 몇 가지만 바꾸면 지금 내 몸에 일어난 질병과 불쾌한 증상을 완화하고 노화를 늦추어 젊고 건강한 몸과 뇌로 활기찬 삶을 즐길 수 있다.

이시하라 유미

차례

펴내는 글 _ 세포를 촉촉하게 만들면 젊고 건강하게 살 수 있다 04

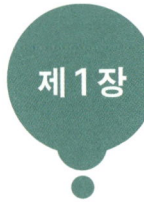

제1장 우리가 미처 몰랐던 '세포 건조'의 증상과 메커니즘

당신이 겪고 있을 몸의 건조 증상들 16
- 갈증이 심하다 18
- 비 오는 날에는 몸 상태가 좋지 않다 19
- 땀을 많이 흘린다 21
- 감마지티피 수치가 높다 23
- 유독 하체에 살이 많다 25

몸이 건조하면 뇌 조직도 엉성해진다 28
- 치매도 몸의 건조가 원인이다 29

몸의 건조와 수독을 동시에 걱정해야 하는 이유 32
- 세포외액과 세포내액 34
- 체열이 떨어지면 건조가 심해진다 37
- 수분과 염분이 균형을 이룬 물을 마신다 42

신 기능이 약해지면 노화가 빨라진다   44

Well-aging point   48

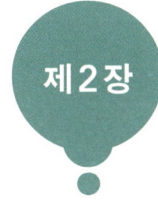

제2장 '세포 건조'를 재촉하는 잘못된 생활습관들

과도한 물 섭취는 수독을 일으킨다   50
- 세포 속까지 전달돼야 '필요한 수분'   53

염분 섭취를 제한하면 노화가 빨라진다   56
- 염분과 수분의 필연적 관계   57

다이어트, 덜 먹는 것보다 배출에 신경 써라   61
- 저녁은 거르지 마라   64

피부 보습제는 세포 건조를 해소하지 못한다   66
- 피부 세포의 수분 보유력을 높여라   67

Well-aging point   71

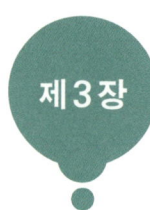

제3장 지금보다 열 살은 더 어려 보이는 '세포 보습' 생활법

항노화 음료로 온몸의 건조를 막는다   74
- 당근·사과·소금 주스   76
- 생강·홍차   80
- 생강탕   83
- 매실·간장·번차   85
- 허브티   87

항노화 식사법으로 배설 능력을 높인다   88
- 밤 사이의 가벼운 단식   89
- 아침과 점심은 가볍게, 저녁은 먹고 싶은 만큼   90

몸을 따뜻하게 하는 식품을 골라 먹는다   94
- 체질에 따라 먹어야 할 식품이 다르다   95
- 북쪽 지방에서 난 식품   100
- 따뜻한 색을 띠는 식품   101
- 땅속으로 뿌리를 내리는 식품   102
- 염분이 적당히 있는 식품   104
- 마르고 딱딱한 식품   105
- 몸을 따뜻하게 하는 술   106
- 동물성 식품   107
- 미끈거리고 끈적거리는 식품   108
- 식품의 찬 성질을 누그러뜨리는 조리법과 섭취법   109

욕조목욕으로 하체의 혈액순환을 좋게 한다　112
- 욕조목욕의 효과　113
- 여러 종류의 목욕법　115

생강찜질로 신 기능을 강화한다　118

몸을 따뜻하게 하는 복장을 한다　121
- 복대로 배와 허리를 덥힌다　123
- 머리는 차게, 발은 따뜻하게　123

근육 단련으로 체온을 높인다　124
- 워킹으로 부담 없이 체온을 올린다　127
- 스쿼트로 혈액순환을 촉진하고 근력을 키운다　127
- 언제 어디서나 하는 아이소매트릭 운동　130

Well-aging point　132

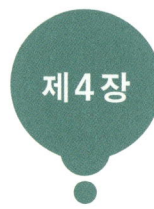

제4장 질병·증상별 '세포 보습' 처방과 치유 사례들

고혈압　135
- "혈압이 안정되니 집중력이 늘어나고 업무 효율도 높아졌어요"　139

당뇨병　142
- "혈당이 안정되고 심한 갈증도 사라졌어요"　145

고지혈증·비만　148
- "비만과 무릎 통증에서 드디어 벗어났어요"　150

심장 질환　154
- "관상동맥 수술 후의 불쾌 증상을 극복했어요"　158

위장 질환　161
- "간 기능이 회복되고 노화 현상도 멈추었어요"　164

허리 및 무릎 통증　167
- 만성 요통을 개선하는 생활습관　169
- 만성 무릎 통증을 개선하는 생활습관　170
- "하체의 살이 빠지고 허리·다리 통증이 사라졌어요"　172

골다공증　175
- "골절된 부위가 빨리 회복되었어요"　178

갱년기장애　180

빈뇨　182
　● "심한 갈증과 빈뇨가 멈췄어요"　184

노안·안구건조증　187
　● "비문증과 눈의 피로가 덜해졌어요"　190

피부 잡티·주름　193
　● "건조하고 잡티투성이던 피부가 촉촉하고 깨끗해졌어요"　197

탈모·흰머리·모발 트러블　200

불면증　202

성 기능 저하　204

신경증·우울증　206

암　208

Well-aging point　211

옮긴이의 글 _ '세포 보습'으로 '아프지 않은 청춘'을 오래도록 누리자　212

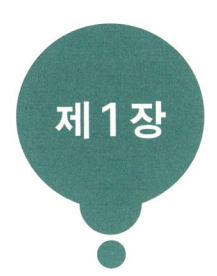

제1장

우리가 미처 몰랐던 '세포 건조'의 증상과 메커니즘

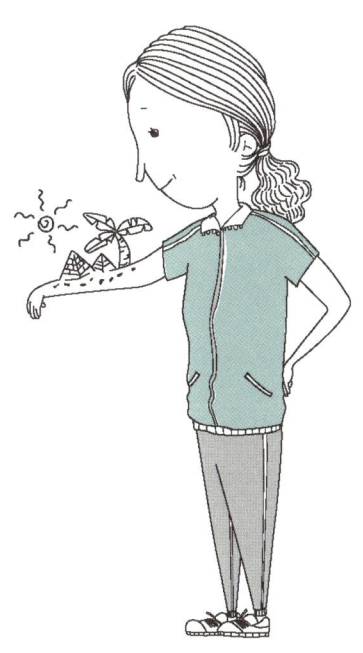

당신이 겪고 있을
몸의 건조 증상들

　누구나 나이가 들면 몸이 건조해지는 것을 느낀다. 피부가 당기고 거칠어져서 자꾸 신경이 쓰이고, 손가락 끝도 말라 책장을 넘길 때면 나도 모르게 침을 묻히게 된다. 그런데 건조 증상이 피부와 같은 몸의 겉에만 나타나는 것이 아니다.
　음식이 목으로 잘 넘어가지 않아서 사레가 들 때도 많다. 특히 침의 분비량이 적은 노인들에게 자주 있는 일인데, 심한 경우에는 떡 같은 것이 목에 걸려 숨지는 일까지 일어난다.

몸이 건조해서 나타나는 노화 증상은 이 밖에도 여러 가지가 있다. 몇 가지 예를 들면 다음과 같다.

- 요즘 들어 무얼 좀 먹기만 하면 소화가 잘되지 않아 속이 더부룩하고, 술 마신 다음 날에는 어김없이 숙취로 고생한다.
- 눈에 띄게 뱃살이 찌기 시작했다.
- 머리카락이 힘이 없고 푸석푸석하다. 탈모로 머리숱이 부쩍 줄었다.
- 날씬하던 종아리가 부석부석하고 굵어졌다.

이 같은 노화 현상의 원인은 다름 아닌 '세포의 건조'에 있다. 생선을 말리면 수분이 날아가 껍질이 쭈글쭈글해지는데, 이것은 우리 피부에 주름이 늘어난 상태에 해당한다. 나무가 시들면 속이 비는 것은 골다공증이 생기는 원리와 같다. 줄기를 자른 꽃은 시간이 지나면 생기를 잃고 바싹 말라 더는 물기를 빨아들이지 못하는데, 이것은 지나치게 세포가 메말라 우리 몸이 수분을 흡수할 수 없게 되는 것과 마찬가지다.

우리 몸속에서 일어나는 이 같은 '건조 현상'을 그대로 두었다가는 언제 내 몸이 건어물이나 드라이플라워처럼 될지 모르는 일이다.

혹, 여러분도 다음과 같은 몸의 건조 증상에 시달리고 있지는 않는지 체크해보길 바란다.

갈증이 심하다

　필자의 병원을 찾는 환자들 중에는 평소에도 자주 목이 마르다며 심한 갈증을 호소하는 이들이 많다. 그런데 이런 환자들에게는 몇 가지 공통점이 있다. 녹차나 찬 음료를 즐겨 마신다는 점과 아랫배가 나오고 다리가 굵다는 점이다.
　아무리 물을 마셔도 갈증이 가시지 않고 결국 하체 비만에 이르는 증상은 동양의학에서 말하는 '수독증(水毒症)'에 해당한다. 몸 밖으로 나가야 할 수분이 몸속에 그대로 남아 주머니 모양의 기관이나 움푹 들어간 부위, 세포간질에 고여 해를 끼치는 것이다. 말하자면, 몸속에 '더러운 물이 고인 웅덩이'가 여럿 있는 셈이다.
　이런 상태에서는 아무리 물을 마셔도 그 '웅덩이'로 빼앗기기 때문에 충분한 양의 수분이 세포로 전달되지 못한다. 필요한 수분을 공급받지 못해 건조해진 세포는 마침내 생명의 위기를 느끼게 되어 우리 몸에 물을 달라는 신호를 보낸다. 이것이 심한 갈증으로 나타난다. 갈증은 '세포가 건조하다'는 신호인 것이다.
　온몸의 세포가 바짝 말라 있으면 노화가 심해진다. 평소에 자주 목이 말라 물을 많이 마시는 사람은 건조와 노화의 악순환에서 빨리 벗어나도록 애써야 한다.

비 오는 날에는 몸 상태가 좋지 않다

비만 오면 무릎이 쑤신다는 사람이 많다. 비가 오거나 습한 날에는 유독 다리나 허리 같은 하체에 통증이 생기고, 몸이 차가워지거나 다리의 부종, 신경통, 두통 등이 자주 나타난다. 또 특별한 이유 없이 우울해지거나 기분이 언짢아지기도 한다.

밤새 춥게 자고 난 다음 날에 설사나 복통이 생기는 것이나, 지나친 냉방 때문에 몸이 나른해지고 머리나 허리가 아픈 것도 비가 올 때 자주 나타나는 증상들과 비슷하다. 그 원리는 이렇다.

- 비를 맞으면 몸이 차가워진다.(물 → 냉증)
- 비가 오면 무릎이 아프거나 신경통이 심해진다.(물 → 통증)
- 냉방이 강한 곳에 있으면 머리가 아프다.(냉증 → 통증)

이 같은 사실에서 알 수 있듯이 '물'과 '냉증'과 '통증'은 서로 깊은 관련이 있다. 물은 물체의 열을 식히는 작용을 한다. 자동차 엔

진의 열도 냉각수로 식히고, 아이들이 열이 날 때면 물수건으로 열을 떨어뜨린다. 모두 물의 냉각 작용을 이용한 처치법이다.

다른 예를 살펴보자. 따뜻한 물로 목욕을 하고 난 뒤라도 머리나 몸에 묻은 물을 잘 닦지 않고 그대로 있으면 금세 몸이 식으면서 몸 상태가 나빠진다. 또 무더운 여름 한낮에도 땀에 젖은 채로 에어컨 바람을 쐬면 갑자기 몸이 차가워지면서 불쾌한 증상이 나타난다.

이런 예로 알 수 있듯이 몸속에 있는 '불필요한 수분'은 냉각수와 같은 작용을 해서 우리 몸을 차게 만든다. 더욱이 몸이 비에 젖거나 습기에 노출되면 몸속에 고여 있던 수분이 몸을 더욱더 차게 만든다. 그리고 불필요한 수분이 있는 부위에는 통증이 생기고, 이러한 상태가 심해지면 불쾌 증상이나 질환으로 나타난다. 몸이 차가워지며 통증이 생길 때 욕조에 들어가 충분히 몸을 덥히면 통증이 덜해지고, 땀을 흘리고 나면 몸이 한결 가벼워진 느낌이 든다. 특히 운동으로 땀을 흘리면 우울했던 기분까지 밝아지는 심리적인 효과도 얻을 수 있다.

비만 오면 몸 상태가 좋지 않거나 증상이 악화되는 것, 이런 현상을 동양의학에서는 수독과 관련이 있다고 본다. 목욕이나 운동으로 몸을 차게 만드는 냉각수 역할을 하는 물을 몸 밖으로 내보내면 증상이 호전되는 것을 보더라도 관련성을 부인할 수 없다.

수독, 즉 수분의 편재는 '세포의 건조'가 원인이며 곧 '노화'의 표시다. 여기서 수분의 편재란 우리 몸의 주머니 모양의 기관이나 움푹 들어간 부위에 물이 고여서 정작 세포에는 수분이 제대로 공급되지 못하는 상태를 말한다. 따라서 '비 오는 날의 몸 상태'로도 내 몸이 얼마나 노화했는지 알 수 있다.

땀을 많이 흘린다

몸을 조금만 움직여도 땀이 나는 사람들이 있다. 이런 사람들은 평소에 땀을 많이 흘리기 때문에 몸에 수분이 쌓이지 않을 것이라 생각하겠지만 사실은 그렇지가 않다. 특별한 이유 없이 땀이 많이 나는 것은 몸을 건강하고 탄력 있게 유지하는 체내 균형이 무너졌다는 증거이자 노화를 알리는 위험 신호다.

우리가 하루에 얼마나 많은 양의 수분을 섭취하고 또 배출하는지는 22쪽의 표에 잘 나타나 있다. 이 같은 '수분의 출입'은 대개 일정한 균형을 이루기 때문에 여분의 수분은 땀으로 나가게 된다. 따라서 평소에 땀을 너무 많이 흘린다는 것은 그만큼 몸속에 '불필요한 수분'이 쌓여 있다는 증거다. 그런 사람이 물을 많이 마셨거나 소변으로 수분을 충분히 배설하지 못했을 때는 몸을 좀 움직이거나 식사만 해도 땀을 뻘뻘 흘리게 된다.

수분 섭취량	
직접 마시는 양	약 1000~1500㎖
음식물에 함유된 수분	약 800㎖
단백질이나 지방, 탄수화물이 연소된 후 생기는 대사성 수분	약 300㎖
합계	**약 2100~2600㎖**
수분 배출량	
소변	약 1000~1500㎖
대변	약 100㎖
피부 표면이나 호흡 기도를 통해 증발되는 수분	약 600㎖
폐에서 나오는 날숨	약 400㎖
합계	**약 2100~2600㎖**

　　땀을 적당히 흘리면 세포가 촉촉해지고 피부도 매끈해지는 이점이 있다. 그러나 수독으로 인해서 흘리는 다량의 땀은 '식은땀'으로, 운동이나 목욕할 때 나오는 정상적인 땀과 다르다. 흔히 말하는 "나이가 들수록 땀이 잘 난다"고 할 때의 '땀'이 바로 이 '식은땀'에 해당한다.

　　평소에 이유 없이 땀이 많이 난다면 지금 내 몸의 세포가 심하게 메말라 있다는 뜻이므로 세포가 수분을 충분히 흡수할 수 있도록 식습관과 생활습관을 개선해야 한다.

감마지티피 수치가 높다

여성 한 분이 필자의 병원을 찾아와 이런 하소연을 했다. 자신은 술을 전혀 마시지 못하는데 건강검진 결과 감마지티피(γ-GTP) 수치가 높게 나와 과음을 삼가라는 말을 들었다는 것이다.

감마지티피 수치는 간 기능의 이상 유무를 진단하기 위해 측정하는 것으로 알코올성 간 질환을 진단하는 지표가 된다. 그런데 필자를 찾아온 환자처럼 평소에 술을 마시지 않는데도 감마지티피 수치가 높게 나오는 경우가 있다. 나는 임상 경험을 통해서 그런 사람들이 대개 물이나 녹차, 커피, 청량음료를 즐기고 수분을 배설하는 기능이 좋지 않다는 사실을 알게 되었다.

현대 의학에서는 숙취가 음주 때문이라고 하지만 동양의학에서는 '물에 취한 것'이라고 설명한다. 실제로 숙취가 심할 때는 설사, 구토, 복통, 빈뇨 같은 전형적인 수독 증상이 나타난다. 그러니 술을 전혀 마시지 않는데도 감마지티피 수치가 정상 범위를 벗어났다면 몸속에 불필요한 수분이 고여 있을 가능성이 높다.

그렇다면 감마지티피 수치는 동양의학에서 말하는 수독을 진단하는 기준으로 볼 수 있다. 담즙이나, 간세포와 간세포 사이의 틈(세포간질)에 수분이 지나치게 많으면 간세포로 흡수되어야 할 수분이 그만큼 부족해지기 때문이다. 이제부터는 감마지티피 수치를 세포의 건

::: 내 몸이 건조하다는 것을 알려주는 증상들

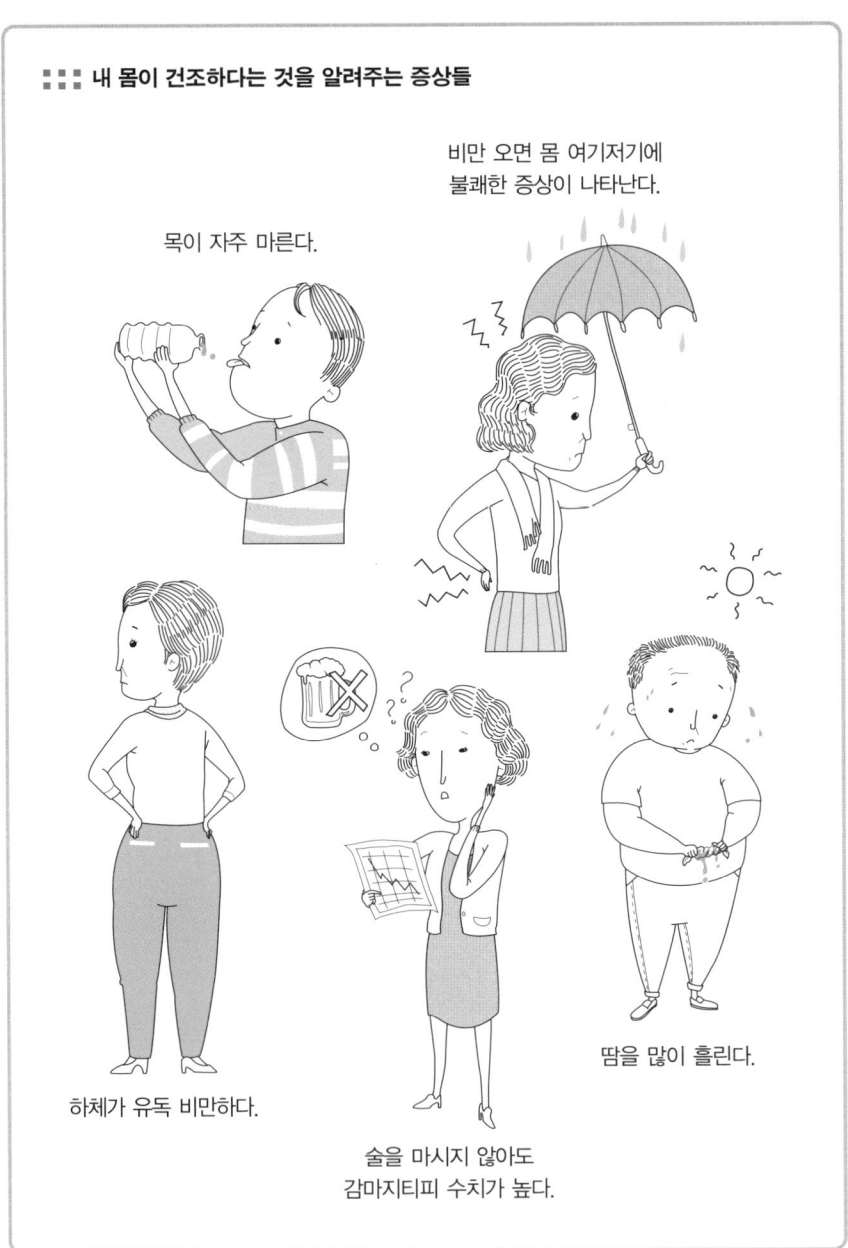

조 경보로 알고 세포에 수분을 공급해서 노화를 막는 데 애써야 한다.

유독 하체에 살이 많다

앞서 말했지만 우리 몸속에 있는 과도한 수분은 중력에 의해 아래로 흐른다. 그 결과 유독 하체가 뚱뚱하거나 다리가 굵은 사람이 많다. 또 상체와 하체의 경계가 되는 배꼽을 기준으로 아래쪽만 퉁퉁 붓는 '부종형 비만'인 사람도 있다. 이런 사람들은 한결같이 배꼽 아래쪽이 차다. 하체에 고인 물이 몸을 차게 만들기 때문이다.

현대 의학에서는 소비 열량 보다 섭취 열량이 더 많으면 비만이 된다고 본다. 그런데 자세히 보면 꼭 그런 것만도 아닌 듯하다. 실제로 물만 마셔도 살이 찌거나 식사량을 줄여도 몸무게가 그대로인 사람도 있기 때문이다.

동양의학에서는 비만을 '물렁살 비만'과 '지방살 비만'으로 나누고 그에 따라 약제도 각기 다르게 처방한다. 물렁살 비만인 사람은 대개 살갗이 희고 땀을 많이 흘리며 자주 붓고 관절에 통증이 잘 생긴다. 이런 유형에는 몸을 덥히고 소변으로 수분의 배설을 촉진하는 '방기황기탕(防己黃芪湯)'을 처방한다. 한편 지방살 비만인 사람은 변비가 잦고 근육질에 복근이 강하며 배가 나온 경우가 많다. 이런 유형에는 배변 활동을 활발히 해서 지방의 대사를 촉진하는 '방풍통성산(防風通聖散)'을 처방한다.

현대인의 비만 유형을 보면 비만 여성의 대부분과 비만 남성의 절반가량이 '물렁살 비만'에 속한다. 수독증이 있는 사람이 그만큼 많다는 뜻이다. 나이가 들수록 유달리 하체가 뚱뚱해지는 것은 세포의 건조로 인해 몸이 노화하고 있다는 신호다. 본래 세포로 가야 할 물이 배나 허벅지, 종아리 등의 피하나 세포간질에 고여 있어 세포는 수분에 굶주리다 결국 쭈글쭈글해진 상태인 것이다.

이처럼 노화를 재촉하는 수독은 다양한 증상으로 나타나서 세포가 건조하다는 것을 알려준다. 그 다양한 증상에는 어떤 것이 있는지, 그리고 왜 일어나는지를 알아야 우리 몸에서 보내는 건조 경보를 신속하게 알아챌 수 있다. 지금부터 그 내용을 설명하겠다.

동양의학 처방에 '오령산(五苓散)'이란 것이 있다. 주로 몸속의 불필요한 물을 내보내는 이뇨 작용을 하는데, 이 약을 처방하는 병증을 보면 놀랄 만큼 다양하다. 갈증, 설사, 두통(편두통), 당뇨병, 신장염, 숙취, 위하수증, 멀미, 신증후군, 신우염, 방광염, 삼차신경통, 메니에르증후군(현기증), 황달, 담석증, 간염, 눈물주머니염, 결막염, 눈부심증 등 무려 스물두 가지나 되는 증상에 효과가 있다고 한다. 현대의학의 관점에서 보자면 이 증상들은 서로 별다른 관련이 없을 것이다. 그러나 이뇨 작용을 하는 약제를 이용해 몸에서 불필요한 수분을 내보내자 모두 치료 효과가 나타났다는 점에서 이 증상들의 원인이 수독에 있다는 것을 알 수 있다.

    우리 몸은 스스로를 치유하는 능력이 있다. 그래서 몸에 해가 되는 물질이 있거나 특정 물질이 과다하게 있으면 이를 제거하기 위해 몸에 불쾌한 증상(설사나 콧물 같은)을 일으키기도 한다. 몸 상태가 좋지 않을 때 머리가 아프거나 설사를 하는 것도 이런 이유에서다. 말하자면 그 같은 증상들은 몸속의 불필요한 수분 때문에 세포가 건조해져서 몸이 노화하고 있다는 것을 알려주는 위험 신호인 셈이다.

몸이 건조하면
뇌 조직도 엉성해진다

　냉장고를 열고는 뭘 꺼내려고 했는지 생각이 나지 않아 한참을 들여다볼 때가 있다. 며칠 전에도 만난 사람인데 도대체 이름이 떠오르지 않아 난감할 때가 한두 번이 아니다. 이때다 싶어 일전에 들은 유행어를 한번 써보려고 했더니만 입 안에서 맴을 돌다 결국 "그거 말이야, 그거"라고 얼버무릴 때도 있다. 이처럼 깜빡깜빡 잊어버리는 일은 누구나 경험하는 흔한 일이지만 몇 번 겪다 보면 덜컥 겁이 나기도 한다.

이런 뇌의 노화 현상도 '뇌세포의 건조'가 원인이다. 내 자랑 같아 좀 멋쩍지만 필자는 기억력이 좋다는 소리를 자주 듣는다. 예전에 한 번 만났던 사람을 오랜만에 만나도 "○○대학 ○○학과를 나오셨다고 하셨죠?"라거나 "8월생이라고 했지요?"라고 말해 환자뿐만 아니라 가끔 만나는 방송국 제작진들까지 깜짝 놀라곤 한다. 표정을 보니 별걸 다 기억한다는 눈치다.

필자는 50대 후반이지만 진료 기록부에 적은 내용이나 한번 말한 내용은 거의 다 기억한다. 몸이 건조해지지 않게 하는 식사법과 생활 습관을 꾸준히 지켜온 것이 비법이라면 비법일 것이다. 이처럼 일상생활에서 몸의 건조를 막는 노력을 하면 몸만 건강해지는 것이 아니라 두뇌의 노화를 막아 기억력 향상에도 도움이 된다.

치매도 몸의 건조가 원인이다

뇌도 몸이다. 피부가 메마른 사람은 뇌도 그럴 가능성이 높다. 나이가 들면 뼈세포가 메말라 수축되기 때문에 키도 줄어든다. 펄떡거리는 싱싱한 생선도 말리면 껍질은 쭈글쭈글해지고 살은 퍼석해진다. 말하기 서글프지만 세포부터 수분을 잃고 쭈그러진 모양새가 되는 것은 생선이나 인간의 몸이나 별다를 것이 없다.

┊┊┊ 몸이 건조하면 뇌 조직도 엉성해진다

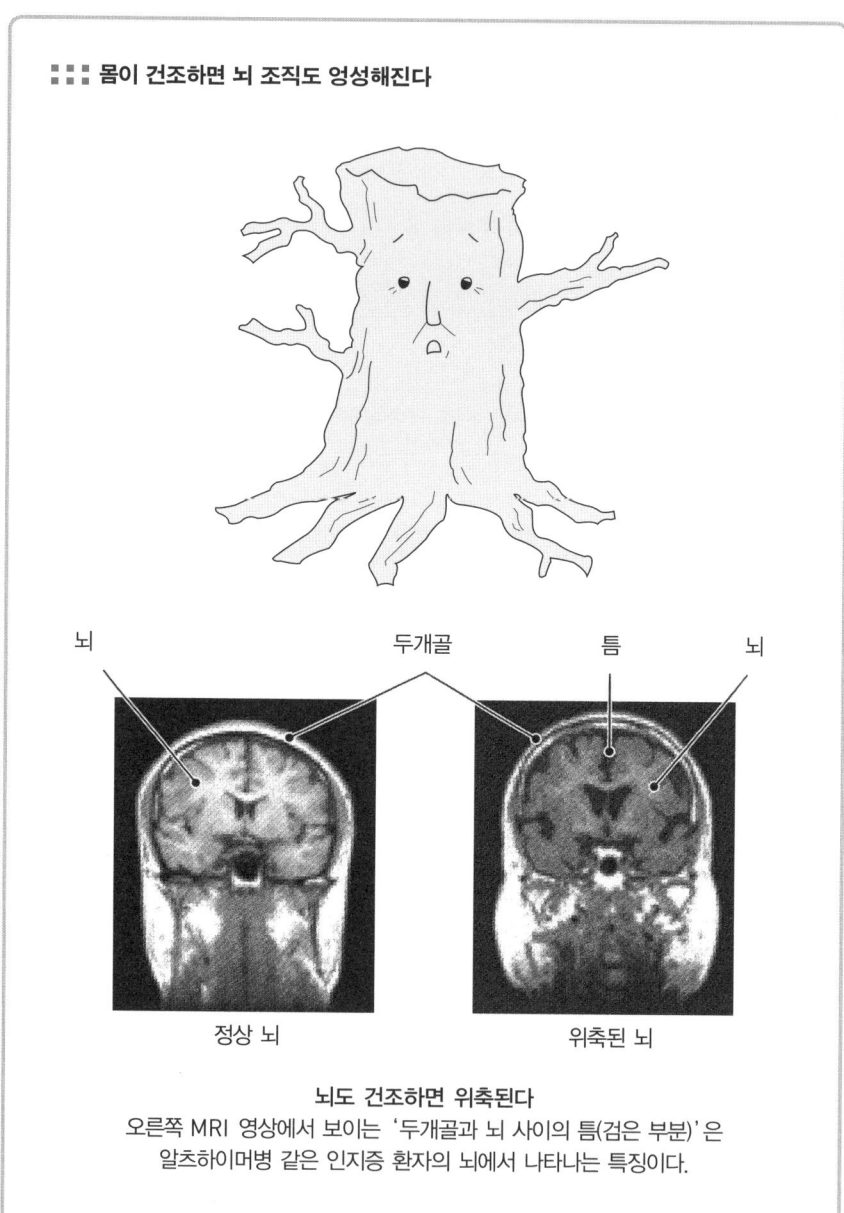

뇌도 건조하면 위축된다
오른쪽 MRI 영상에서 보이는 '두개골과 뇌 사이의 틈(검은 부분)'은
알츠하이머병 같은 인지증 환자의 뇌에서 나타나는 특징이다.

MRI로 뇌를 촬영하면 두개골이 하얗게 나온다. 두개골 속에는 뇌가 가득 차 있는데, 나이가 들면 뇌와 두개골 사이에 '틈'이 생긴다. 뇌가 건조해져서 위축되기 때문이다. 건조해진 뇌는 구멍이 숭숭 난 스펀지 같은 상태가 된다. 영상 진단에서는 이런 틈을 노화의 신호로 본다.

인지증(치매)에는 뇌 위축형과 알츠하이머형의 두 가지가 있는데, 어떻게 해서든 뇌를 건강하게 해서 인지증에 걸리지 않으려면 반드시 뇌의 위축을 막아야만 한다.

그러려면 뇌의 건조, 즉 몸의 건조를 막아야 한다. 요즘에는 소리 내서 글을 읽거나 간단한 계산으로 뇌를 활성화하는 방법이 유행이다. 호기심을 자극해서 뇌 활동을 촉진하려는 것이지만 뇌가 건조해서 위축된 상태에서는 만족스러운 효과를 얻기 힘들다.

따라서 무엇보다 먼저 뇌가 더 건조해지지 않도록 애써야 한다. '뇌세포의 건조를 막는 운동'이 효과적이므로 습관으로 삼도록 한다(자세한 내용은 3장에서 설명한다). 워킹이나 스쿼트 등으로 근육을 움직이면 뇌의 혈액순환도 잘된다고 알려져 있다. 특히 근육운동은 뇌에서 기억을 주관하는 해마의 혈류 활동을 촉진하기 때문에 노화와 인지증을 막는 데 도움이 된다.

몸의 건조와 수독을 동시에 걱정해야 하는 이유

'물기를 머금은 듯 촉촉한'이란 말에서는 누구나 젊음과 신선함을 느낀다. 생기 있고 건강하고 아름다운 몸 역시 '메마름'과는 거리가 멀다. 실제로도 몸속의 수분은 나이가 들수록 줄어든다. 이것만 보더라도 노화는 수분의 감소, 즉 '건조'와 관련이 깊다는 것을 알 수 있다. 그런데 이렇게 건조한 몸을 두고 왜 '수독'을 걱정해야 할까?

그 이유를 알려면 몸속에서 수분이 어떻게 조절되는지 그 원리를 이해해야 한다.

::: 나이가 들수록 '몸의 수분'이 줄어든다

몸무게에서 차지하는 수분의 비율

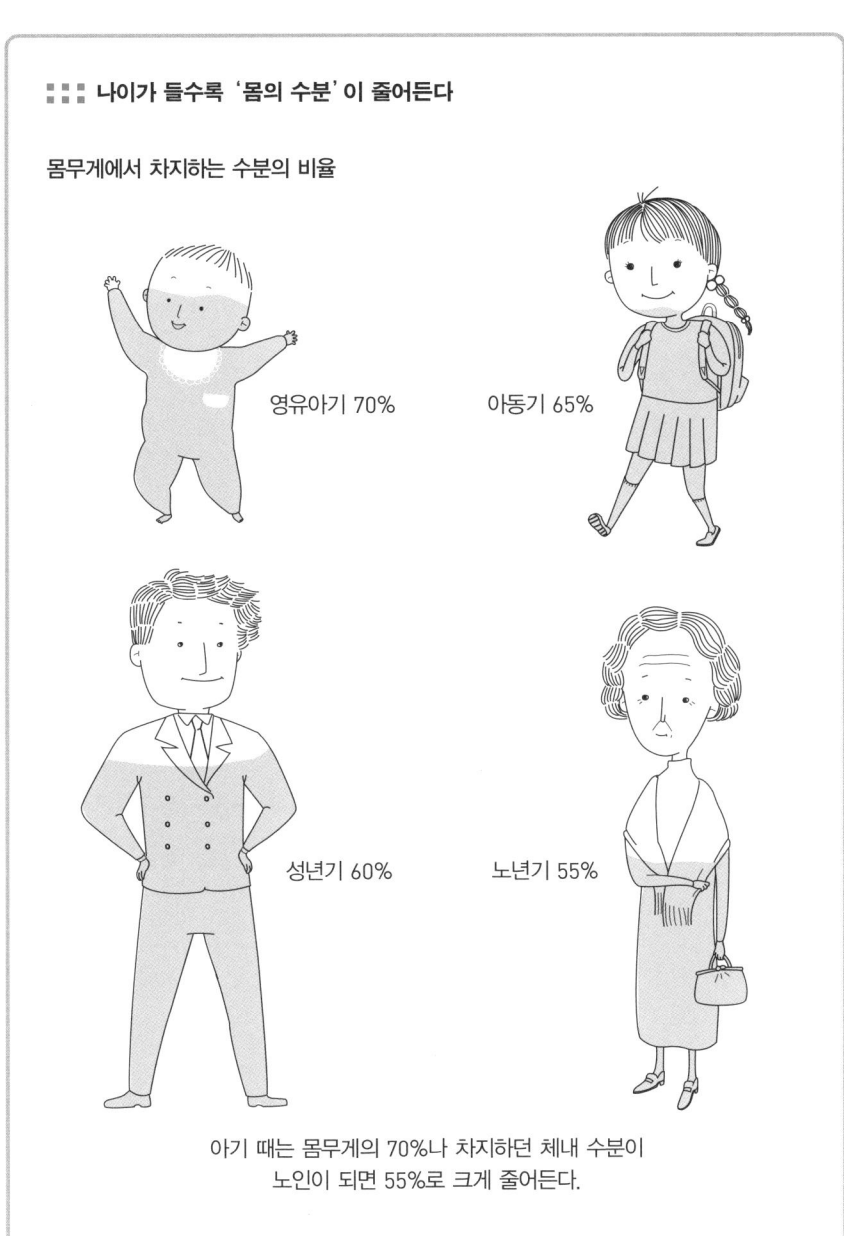

영유아기 70%

아동기 65%

성년기 60%

노년기 55%

아기 때는 몸무게의 70%나 차지하던 체내 수분이
노인이 되면 55%로 크게 줄어든다.

세포외액과 세포내액

'촉촉한 피부'나 '물이 뚝뚝 떨어질 듯이 싱싱한'이란 말로 아름다움이나 젊음을 표현하는 것만 보더라도 우리 몸에 '물'이 얼마나 중요한지 알 수 있다. 부드럽고 연한 새싹이나 어린잎도 수분을 잃으면 바싹 말라 버스럭거리는 낙엽이 되고, 한껏 물기를 머금은 나뭇가지도 시들면 생기 없는 고목이 된다. 육류도 마찬가지로, 송아지나 어린 양의 고기가 더 연하고 맛있다.

이 같은 '건조=수분 부족=노화'의 공식은 인간에게도 성립한다. 예를 들어 키와 몸집이 비슷한 노인과 젊은이가 똑같은 복장을 하고 서 있다고 하자. 뒷모습만 봐서는 도무지 누가 노인인지 구별할 수가 없다. 그러나 걷거나 바닥에 떨어진 물건을 줍거나 하는 동작을 보면 누가 노인이고 누가 젊은이인지 금세 알 수 있다. 노인은 대개 젊은 사람보다 움직임이 유연하지 못하다. 마치 제대로 맞물리지 못한 톱니바퀴처럼 동작이 부드럽게 이어지지 못할 때가 많다. 나이가 들면 뼈와 근육(의 세포)에서 수분이 빠져나가 마르고 딱딱해지기 때문이다.

몸이 건조해지지 않게 하려면 수분을 많이 섭취해야 할 것 같지만 꼭 그런 것은 아니다. 수분에는 양날의 칼 같은 성질이 있기 때문이다.

입으로 들어온 수분은 위나 장에서 흡수되어 혈액으로 들어가고 마지막에는 우리 몸을 이루는 약 60조 개의 세포로 흡수된다. 수분은 우리 몸에서 중요한 역할을 하지만 몸을 차게 식히는 단점이 있다. 예를 들면 비에 몸이 젖거나 목욕 후에 몸에 묻은 물기를 잘 닦지 않으면 금세 몸이 차가워진다.

물의 이 같은 성질 때문에 체온보다 낮은 찬물을 많이 마시면 위장이 차가워진다. 그로 인해 위장의 기능이 떨어지면 수분이 혈액으로 흡수되지 못하고 위나 장관에 그대로 고인다. 조금만 움직여도 위 주변에서 출렁출렁하는 물소리(진수음)가 나는 것이 그 증거다.

우리 몸속의 세포·조직·장기 등은 수분과 체열(36.5℃ 이상의 체온)을 원동력으로 삼아 기능한다(대사). 따라서 체온이 낮거나 특정 세포·조직·장기의 주변이 차가우면 세포가 혈액의 수분을 흡수하는 힘이 떨어진다.

이런 상태에서는 섭취한 수분이 위장으로 순조롭게 들어가서 혈액과 함께 온몸의 세포로 운반되더라도 세포 속으로 충분히 흡수되지 못하고 피하의 세포 사이(세포간질)에 고여(세포외액) 부종을 일으킨다.

'촉촉한 피부'와 '젊고 싱싱한 근육·뼈·내장'을 유지하는 데 필요한 수분은 '세포 속 수분(세포내액)'이다. 세포외액, 즉 위나 장관 속, 부비동 속, 폐포, 피하의 세포와 세포 사이(세포간질), 눈의 수정체

▰▰▰ 수분을 섭취하는 것만으로는 몸이 건조해지는 것을 막지 못한다

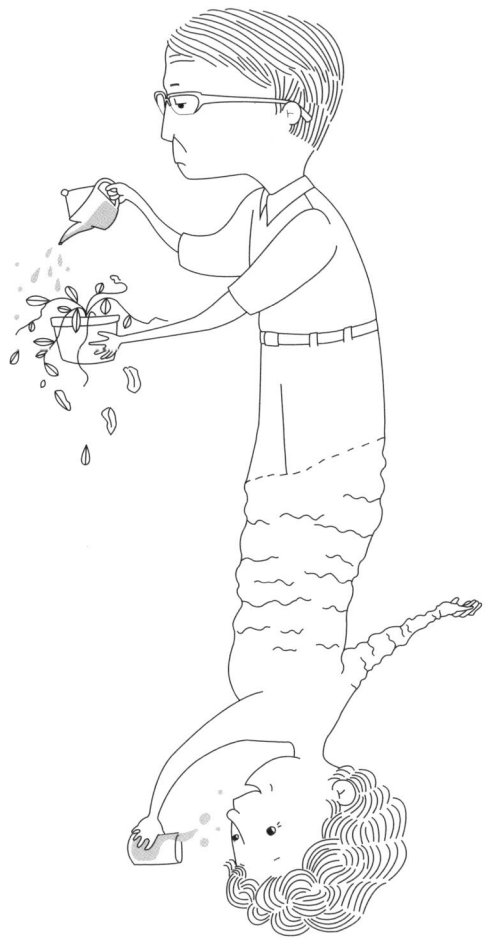

섭취한 수분을 세포가 제대로 흡수할 수 있어야
노화를 늦출 수 있다.

등에 있는 다량의 수분은 오히려 해가 되면 되었지 젊음과 건강을 지키는 일은 하지 못한다.

체열이 떨어지면 건조가 심해진다

우리 몸은 세포외액이 지나치게 많으면 그것을 몸 밖으로 내보내서 조금이라도 몸을 덥히려고 한다. 그런 작용은 다음과 같은 구체적인 증상으로 나타난다.

수분이 쌓인 곳	수분을 배출하기 위해 나타나는 증상들
위, 장관	설사, 구토, 배 울림
부비동	콧물, 재채기(알레르기성, 감기)
폐포	물처럼 묽은 가래(천식)
피하의 세포간질	부종
혈관	고혈압(순환하는 혈액량이 증가하므로 그만큼 심장은 강한 압력으로 박동해야 한다.)
눈의 수정체	눈물흘림증(유루증), 구토(녹내장 증상의 하나)

이를 볼 때 젊음과 건강을 지키려면 수분과 함께 '체열'도 반드

시 필요하다는 것을 알 수 있다. 그러나 36.5℃ 이상이던 평균 체온이 최근 50년 동안 1℃ 가까이 떨어졌다고 한다. 체온이 높은 편이라도 36.3℃ 정도이고 대부분 35℃대다.

이런 저체온도 세포의 수분 흡수력을 떨어뜨려 노화와 질병을 재촉하는 요인이 된다. 체온이 이렇게 떨어진 데는 그만한 이유가 있다.

- 근육을 사용하는 노동이나 운동이 부족하다. 교통기관의 발달과 편리한 가전제품의 보급으로 일상생활에서 몸을 움직이는 일이 상당히 줄었다.
- 몸을 차게 만드는 음식을 많이 먹는다.
- 몸을 따뜻하게 하는 '소금'이나 '짭짤한 음식'을 지나치게 피한다.
- 피를 맑게 하고 혈전이 생기지 않게 하려고 수분을 너무 많이 섭취한다. 특히 체온보다 찬 음료를 자주 마신다.
- 한여름에도 서늘하게 느껴질 정도로 강하게 냉방을 한 곳에서 생활한다.
- 목욕할 때 욕조에 들어가 몸을 담그는 대신 간단하게 샤워로 마친다.

이 중에서도 특히 심각한 것이 첫 번째로 지적한 '근육을 사용하지 않는 생활습관'이다. 근육을 단련하는 가장 큰 목적은 근력을 강화하거나 몸짱이 되기 위한 것이 아니라 체열을 만들기 위한 것이다.

체온의 40% 이상이 근육에서 발생한다. 걷기나 운동으로 근육을 사용하면 체온이 오르고 그로 인해 세포의 수분 흡수가 원활해진다. 이런 이유에서 근육운동은 노화를 막고 젊음을 지키는 데 매우 효과적이다. 게다가 운동으로 근육을 수축·이완하면 근육 속의 혈관도 수축·확장되므로(밀킹 액션Milking Action, 조깅이나 워킹 등의 하지운동에서 하지의 정맥혈을 근육으로 압박하여 심장으로 심장으로 되돌려 보내는 것) 온몸의 혈액순환이 활발해진다.

평소에 잘 웃는 사람이 생기 있고 젊어 보이는 이유도 바로 이 때문이다. 웃으면 얼굴의 표정근이 활발하게 움직여 얼굴 전체의 근육과 피부로 가는 혈액의 흐름이 원활해지고 이로 인해 얼굴의 온도도 높아진다.

근육을 자주 사용하는 것 외에 노화를 막고 젊음을 지키는 데 중요한 요소가 또 있다. 혈관 속 수분을 세포가 충분히 흡수할 수 있도록 하는 것이다. 그러려면 먼저 몸과 세포에 있는 수분을 몸 밖으로 내보내야 한다.

호흡을 예로 들어 그 이유를 설명하겠다. 일단 숨을 내쉬고 나면 들이쉬는 것은 쉽다. 그러나 숨을 내쉬지도 않고 계속 들이쉬기만 하면 잘되지도 않을뿐더러 괴롭기까지 하다. 숨을 내쉬고[呼] 들이쉬는[吸] '호흡'이나, 나가고[出] 들어오는[入] '출입'이라는 말에서 알 수 있듯이 항상 먼저 '내보내고' 그다음에 '들여보내는' 것이 자연의 운행 법칙이다. 비우면 그만큼 잘 들어오는 것이 순리이기 때문이다.

그렇다면 어떻게 해야 몸과 세포 속에 있는 수분을 효과적으로 배출할 수 있을까? 답은 우리 몸의 '신장'에 있다. 신장은 수분과 노폐물을 몸 밖으로 내보내는 데 중요한 역할을 한다. 따라서 신장의 기능을 촉진하면 결국 세포 속으로 신선한 수분이 충분히 들어올 수 있다. 자세한 내용은 뒤에서 다시 설명할 것이다.

거듭 말하지만 수분은 세포 속으로 들어가야 비로소 수분 본래의 역할을 할 수 있다. 세포외액의 수분은 우리 몸에 도움은커녕 해가 될 수도 있다. 앞에서도 이미 말했듯이 수분이 어느 한곳에 치우쳐 있을 때 일어나는 '세포 속의 수분 부족 = 건조 = 세포외액의 증가' 상태가 바로 동양의학에서 말하는 수독이다.

우리 몸에 수독이 쌓이면 세포는 '물이 필요하다'는 신호(갈증)를 보내고, 이것은 부종이나 위장의 진수음, 부비동 속 수분 과잉(재채기, 콧물), 혈관 속 수분 과잉(고혈압) 등의 구체적인 증상으로 나타난다. 세포외액에 수분이 쌓여 일어나는 이 같은 증상들이 결국 노화를 재촉하고 질병을 부른다.

┋┋┋ 세포외액의 과다한 수분은 몸에 해를 끼친다

 세포내액과 세포외액이 균형을 이룬 상태

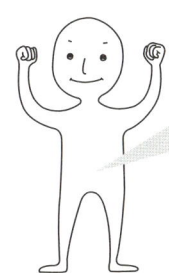

세포가 윤택하고 건강하다.

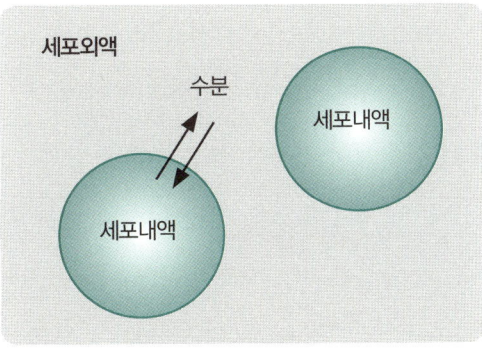

세포외액 / 수분 / 세포내액 / 세포내액

✕ 세포외액에만 수분이 늘어나 균형이 무너진 상태

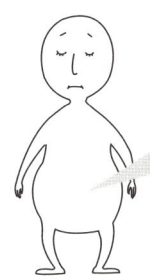

세포에 필요한 수분이 공급되지 못해 건조하다.

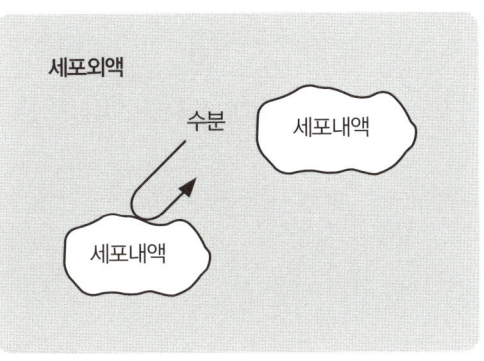

세포외액 / 수분 / 세포내액 / 세포내액

우리가 미처 몰랐던 '세포 건조'의 증상과 메커니즘

수분과 염분이 균형을 이룬 물을 마신다

짭짤한 감자튀김을 먹고 나면 으레 갈증이 나서 물을 찾게 된다. 너무 당연한 현상이라 그 이유가 궁금한 사람은 별로 없을 것이다. 그러나 메마른 세포에 효과적으로 수분을 공급하려면 염분 섭취가 왜 갈증을 일으키는지 그 원리를 알아야 한다.

우리 몸속에서 염분은 항상 수분과 함께 기능한다. 예를 들어 설명하겠다. 설사나 구토를 하면 다량의 수분이 몸 밖으로 배출된다. 만약 그때 탈수를 막으려고 맹물(순수한 물)을 마시면 또다시 설사나 구토가 일어난다. 설사나 구토로 잃은 수분은 순수한 물이 아니라 염분을 함유한 체액이기 때문이다. 이미 염분을 많이 잃은 상태에서 맹물을 마시면 몸속의 염분 농도는 더 낮아진다. 이를 막으려는 생리적 반응으로 우리 몸은 수분의 흡수를 거부한다. 이 때문에 다시 설사나 구토가 일어나는 것이다. 이를 '자발적 탈수'라고 한다.

이처럼 우리 몸은 생명 유지를 위해 항상 수분과 염분의 균형을 자율적으로 조절한다. 짠 음식(염분)을 먹으면 갈증(수분이 부족한 상태)이 나는 것도 그 때문이다.

세포는 수분과 염분이 균형을 이룬 상태의 물은 받아들이지만 염분이 부족한 물은 거부한다. 염분이 없는 맹물만 계속 마시면 세포는 탈수 상태가 되고 우리 몸에는 다양한 노화 현상이 나타나게 된다.

세포가 젊으면 쉬 늙지 않는다. 이왕 마시는 물이라면 세포를 촉촉하게 만들어 젊음과 활기를 되찾을 수 있도록 염분과 수분이 균형을 이룬 물을 마시는 것이 좋다.

특히 염분과 미네랄을 함유한 '매실·간장·번차(85쪽 참조)'나 '다시마차(다시마를 말려서 잘게 다지거나 가루로 만든 것. 따뜻한 물을 부어 차로 마시거나, 소금이나 간장 대신 조미료로 쓴다)'를 마시면 항노화 효과도 얻을 수 있다.

신 기능이 약해지면
노화가 빨라진다

세포의 건조를 막아 노화를 늦추려면 먼저 몸속에 고인 불필요한 수분을 몸 밖으로 내보내야 한다고 했다. 이를 위한 가장 효과적이고 신속한 방법은 '신(腎)' 기능을 촉진하는 것이다. 동양의학에서 말하는 신은 신장뿐만 아니라 부신(신장 위에 있는 내분비샘으로, 아드레날린이나 코르티솔 등 인간의 활력에 관계하는 호르몬을 분비)과 생식기, 비뇨기 등을 포함한다. 따라서 남성의 고환과 정소, 여성의 자궁과 난소도 신에 속한다.

우리 몸에 있는 수분은 대부분 신장에서 소변으로 배설된다. 신장은 몸속에서 댐 역할을 하면서 몸속의 물 관리를 도맡아 한다. 그런 신장의 기능을 소홀히 여겨서는 결코 몸의 건조와 노화를 멈출 수 없다.

필자는 저녁 무렵이 되면 다리가 퉁퉁 붓는다는 환자들에게 신 기능을 촉진하는 생활습관을 실천하게 했다. 그 결과 다리의 붓기가 빠져서 몸이 한결 가벼워진 느낌이 들고 실제로 몸무게도 줄었다고 한다. 또 몸매가 날씬해지고 현기증이 사라졌다는 환자도 있었다. 애초의 목적은 다리의 붓기를 빼는 것이었지만 기대 이상의 큰 효과를 본 것이다. 이처럼 신 기능이 활발해지면 몸에서 불필요한 수분이 빠져나와 몸 상태가 좋아지고 노화 현상도 줄어들어 활기를 되찾을 수 있다.

동양의학에서는 노화가 '신허(腎虛)'에서 비롯된다고 본다. 신허란 말 그대로 '신의 기운이 떨어진 상태', 즉 '신 기능의 약화'를 뜻한다. 이 말에서도 노화와 신 기능의 밀접한 관계를 알 수 있다.

소변 줄기가 가늘고 힘이 없어졌거나, 잠자다 새벽녘에 다리에 쥐가 나서 제대로 잠을 이루지 못한 적이 있다면 신허를 의심해야 한다. 그 밖에 허리나 무릎의 통증, 다리의 부종, 발기부전 등도 모두 신허에서 비롯되는 증상들이다.

그런데 신허로 인해 나타나는 증상들은 유독 하체와 관련된 것

∷ 신 기능이 약해서 일어나는 다양한 증상들

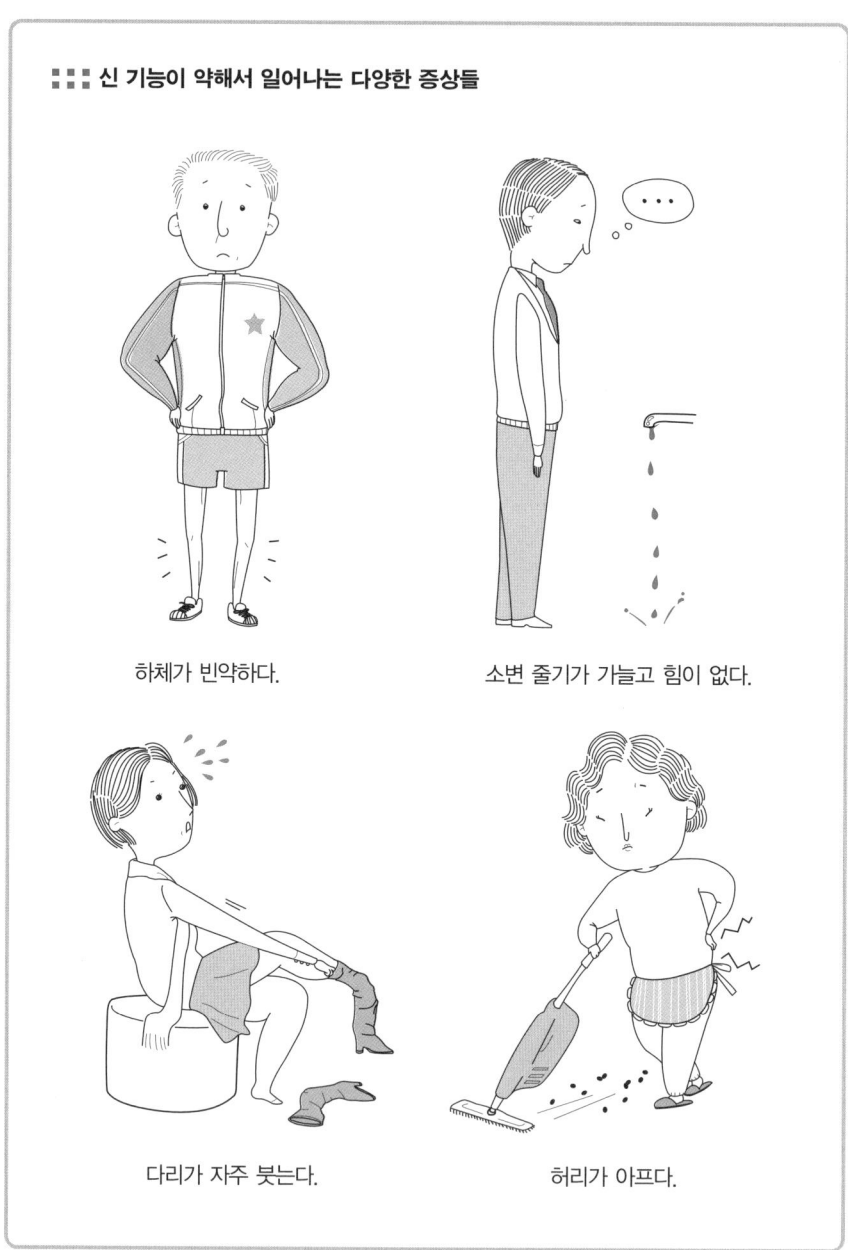

하체가 빈약하다.

소변 줄기가 가늘고 힘이 없다.

다리가 자주 붓는다.

허리가 아프다.

이 많다. 그 이유는 이러하다.

　세포로 흡수되지 못하고 남은 수분은 중력의 영향으로 밑으로 흘러 배꼽 아래로 모인다. 그리고 그곳에 위치한 신장이나 비뇨기, 생식기 등 신에 속하는 장기들을 차갑게 해서 그 기능을 떨어뜨린다. 더구나 신장은 몸속의 불필요한 수분을 배출하는 장기이므로 기능이 떨어지면 정상적으로 수분을 조절하기 힘들어진다. 마치 폭우로 엄청나게 늘어난 물이 막 범람하려고 할 때 댐에 금이 가는 것과 마찬가지 상황이 벌어지는 것이다. 이런 상태가 계속되면 결국 댐이 무너지고 그 결과는 신허 증상으로 나타난다.

　동양의학에서는 신을 생명력으로 보기도 한다. 그렇다면 신허는 곧 노화를 뜻한다. 실제로 신이 약해지면 위에서 말한 증상 외에도 뼈가 약해지거나 피부가 심하게 건조해지고 흙빛을 띠는 증상이 나타나기도 한다. 또 노안이나 백내장이 되거나 귀가 어두워지는 등 다양한 노화 현상이 일어난다. 약해진 신을 그대로 두면 노화는 더 빨리 진행된다.

　노화의 가장 큰 적인 신허 역시 몸속의 불필요한 수분 때문에 일어난다. 따라서 노화를 늦추려면 먼저 신 기능을 강화해서 불필요한 수분을 몸 밖으로 몰아내야 한다. 그렇게 하면 메마른 세포가 수분을 충분히 흡수할 수 있으므로 자연히 노화도 느려진다.

Well-aging point

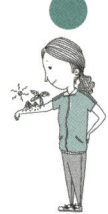

- '평소에 목이 자주 마른다', '비만 오면 몸 여기저기에 불쾌한 증상이 나타난다', '이유 없이 땀을 많이 흘린다', '술을 마시지 않는데도 감마지티피 수치가 높다', '유독 하체가 뚱뚱하다' 등의 증상은 세포가 건조해 노화가 진행됐다는 증거다.

- 뇌의 노화 역시 '뇌세포의 건조 = 위축'이 원인이다. 뇌가 노화되지 않게 하려면 뇌세포의 건조를 막는 운동을 하는 것이 좋다. 특히 하체의 근육을 자주 사용하면 뇌로 가는 수분의 공급이 활발해지므로 인지증을 막는 데 도움이 된다.

- '허리나 무릎의 통증', '다리의 부종', '정력 감퇴' 같은 하체와 관련된 이상이 나타날 때는 특히 조심해야 한다. 신 기능의 저하는 세포의 건조와 노화로 이어진다.

- 메마른 세포에 수분을 제대로 흡수되게 하려면 수분과 염분이 균형을 이룬 물을 마셔야 한다. 가정에서 쉽게 만들 수 있는 '매실·간장·번차' 같은 항노화 효과가 있는 음료를 이용하면 좋다.

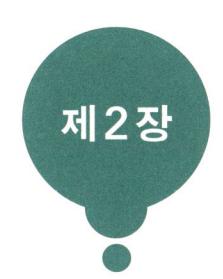

'세포 건조'를 재촉하는 잘못된 생활습관들

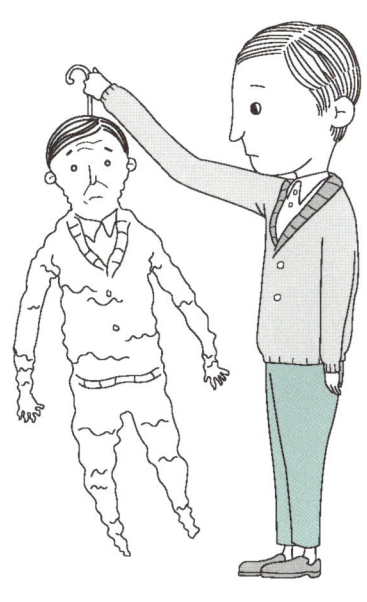

과도한 물 섭취는 수독을 일으킨다

수분 섭취에 대한 그릇된 상식 때문에 다음과 같은 습관을 가진 사람이 많다.

- 몸을 촉촉하고 생기 있게 하려고 매일 생수를 2ℓ 정도 마신다.
- 피가 탁해지지 않도록 잠자리에 들기 전에 반드시 물을 한잔 마신다.
- 상쾌하게 잠을 깨기 위해 아침에 일어나자마자 찬물을 한잔 마

신다.
- 물이나 녹차를 병에 담아 가지고 다니면서 마신다.

이런 방법으로 수분을 섭취하면 오히려 노화를 재촉하게 된다. 몸의 건조가 노화의 적인 것은 분명하지만 그저 물만 마셔댄다고 해서 그 물이 세포까지 도달하는 것은 아니다. 바로 이 점을 오해하는 사람이 많다.

우리 몸을 젊고 생기 있게 하는 수분은 세포 속 수분, 즉 '세포내액'이라는 얘기를 앞에서도 했다. 반면 수독을 일으키는 수분은 세포와 세포 사이, 위장이나 장관 속, 부비동 속, 피하의 세포와 세포 사이 등 있을 필요가 없는 곳에 있는 수분, 즉 '세포외액'이다.

물기를 머금은 듯 촉촉한 몸을 만들려고 아무리 물을 많이 마셔도 그 물이 직접 세포 속으로 들어가는 것은 아니다. 오히려 세포외액만 늘어나 수독증이 생길 수 있다. 그러면 세포가 메마르고 하체비만이 되며 노화 증상이 심해진다.

나이가 들어 몸속의 절대적인 수분량이 줄었더라도 세포에 수분이 충분하면 젊고 아름다운 몸을 유지할 수 있다. 쉽게 말해 세포내액이 많은 몸은 젊고 활기차지만 세포외액이 많은 몸은 세포가 건조해져 쉽게 노화된다.

그런데 몸속의 수분은 어떻게 세포내액과 세포외액으로 나누어지

건조해진 몸이 보내는 노화의 신호

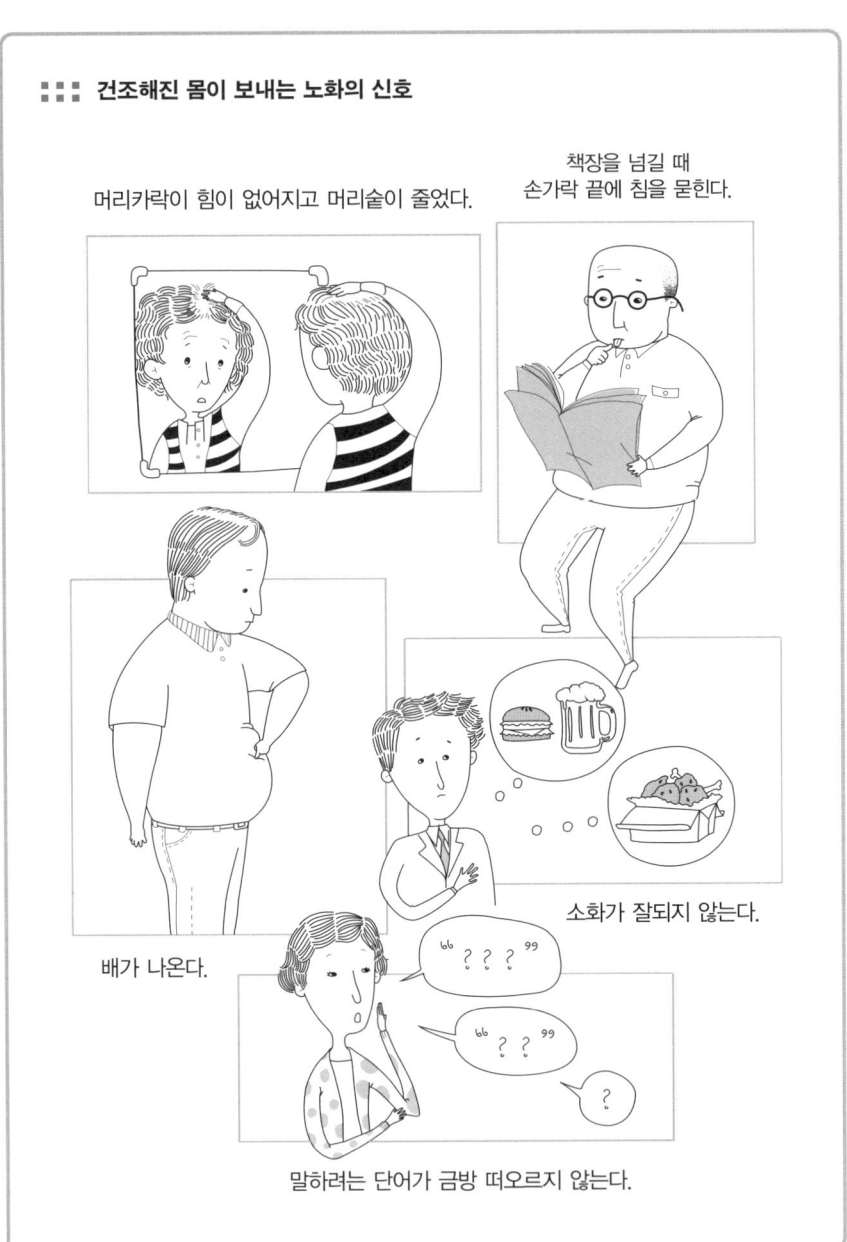

는 것일까? 그 이유 역시 우리 몸속에서 이루어지는 수분 조절의 원리를 이해해야 알 수 있다. 수분 조절의 원리는 1장(32~43쪽)에서 자세히 설명했으나 워낙 중요한 내용이라 요약해서 다시 설명하겠다.

세포 속까지 전달돼야 '필요한 수분'

몸에서의 정상적인 수분 조절은 다음과 같은 과정을 거친다.

> 혈관 속 수분은 온몸을 이루는 60조 개의 세포로 운반된다(세포내액).

> 세포로 운반된 수분(세포내액)은 세포를 촉촉하고 생기 있게 만들고 세포 속에서 이루어지는 다양한 화학반응에서 필수 물질로 기능한다.

> 세포 속 수분은 시간이 지나면 노폐물과 함께 혈액으로 흡수되고 마지막에는 신장으로 운반되어 소변과 함께 배출된다.

이런 과정이 원활하게 진행되려면 반드시 '열'이 있어야 한다.

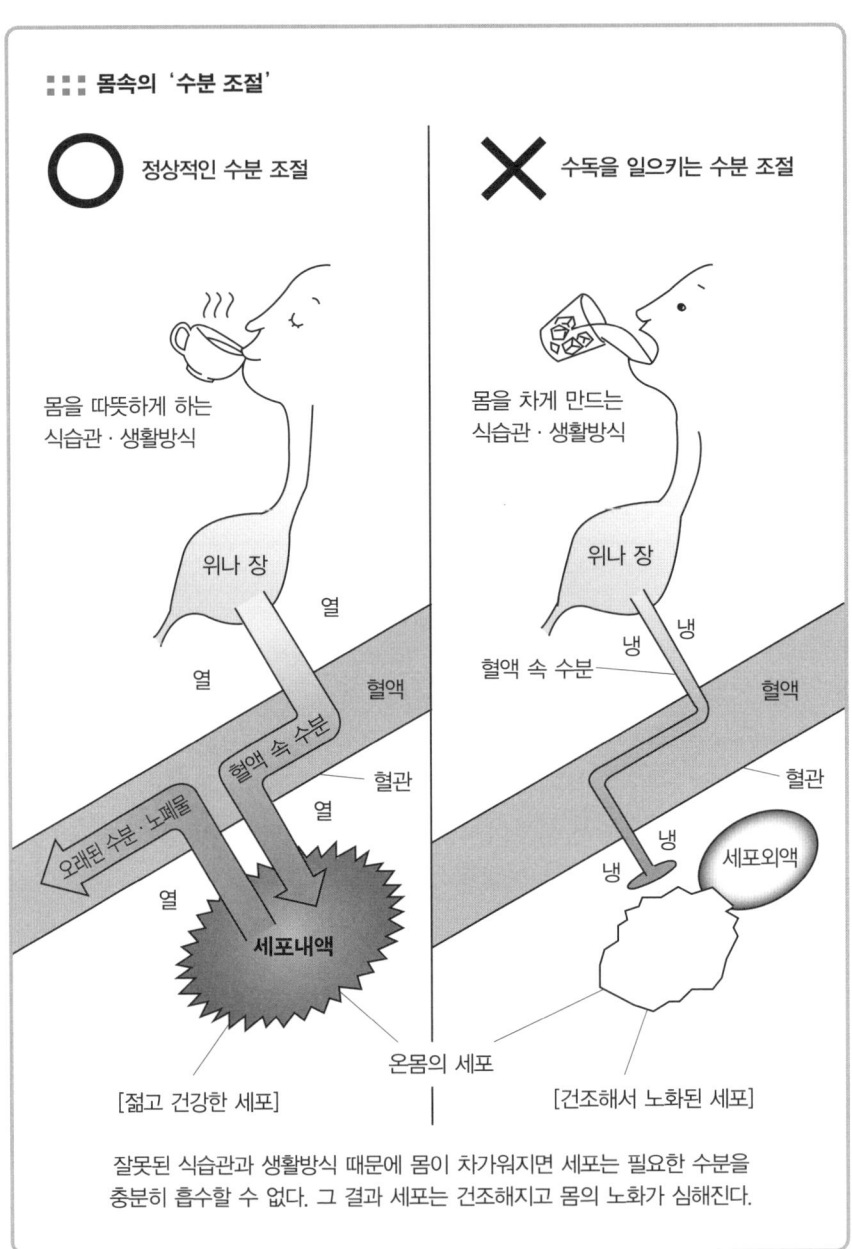

위나 장의 수분이 혈액으로 흡수될 때나 혈액의 수분이 세포로 흡수될 때 모두 열에너지가 필요하다. 만약 열에너지가 부족하면 다음과 같은 현상이 일어난다.

- 찬 수분을 섭취하면 위나 소장의 세포가 지나치게 차가워진다. 이 때문에 수분이 혈액으로 제대로 흡수되지 못해 그대로 위나 소장에 고이거나 설사의 형태로 몸 밖으로 배출된다(세포외액).
- 차가워진 장기나 조직의 세포 역시 혈액으로부터 수분을 충분히 흡수하지 못하게 되고, 이때 남은 수분은 세포 사이에 고여(세포외액) 부종을 일으킨다.

이처럼 수분 조절, 즉 몸속의 '물 관리'에 실패하면 불필요한 부위에 수분이 늘어나서 정작 중요한 세포는 심각한 '물 부족 사태'를 겪어야 한다. 물을 많이 마셔도 몸이 건조해지는 이유는 바로 이런 메커니즘 때문이다.

그러니 '물기를 머금은 듯 촉촉한' 몸을 만들려면 수분 섭취량을 늘릴 것이 아니라 섭취한 수분이 세포 속으로 충분히 흡수되도록 해야 한다.

염분 섭취를 제한하면 노화가 빨라진다

염분 섭취에 신경을 쓰는 사람이 많긴 많은 모양이다. 요즘 마트의 식품 진열대를 보면 '저염 된장'이나 '저염 간장', '무염 버터' 등을 쉽게 찾을 수 있다. 그뿐만이 아니다. 라면이나 찌개를 먹을 때는 으레 짠 국물은 남기고 젓갈이나 장아찌 반찬은 멀찌감치 밀쳐놓는다. 자반고등어도 '저염'이란 표시가 없으면 사지 않는다. 저염식에 길들기 위한 노력이 정말 눈물겨울 정도다.

하지만 안타깝게도, 피를 맑게 하려고 수분을 많이 섭취하거나 고혈압을 염려해 무조건 싱겁게 먹는다고 해서 반드시 큰 효과를 볼 수 있는 것은 아니다. 예전보다 염분 섭취량이 상당히 줄었어도 고혈압 환자 수는 점점 더 늘고 있는 현실이 이를 말해준다.

최근 일본에서 실시한 조사 결과에 따르면 일본의 40세 이상 남녀 가운데 약 절반인 6000만 명이 고혈압이라고 한다. 또 뇌졸중 환자는 감소 추세에 있지만 뇌혈관에 혈전이 생겨 일어나는 뇌경색 환자는 늘어나고 있다. 게다가 암이나 심근경색, 당뇨병, 류머티즘 등의 이환율은 염분을 제한하기 전보다도 오히려 큰 폭으로 증가하고 있다.

이런 현상을 보면 과연 염분을 모든 질병의 주범으로 몰아가도 괜찮은가 하는 의문이 든다.

염분과 수분의 필연적 관계

필자가 의사로 일하기 시작한 30년 전만 해도 고혈압 환자에게는 우선 '이뇨제'부터 처방하는 것이 보통이었다. 고혈압의 원인인 혈액 속 염분을 수분과 함께 소변으로 배출하기 위해서였다. 하지만 혈관을 넓히거나 심장의 수축력을 억제하는 방법으로 혈압을 낮추는 약제들이 개발되면서 이뇨제는 거의 쓰이지 않게 되었다.

그런데 최근 미국에서 실시한 연구 결과, 과거에 쓰던 이뇨제 처방이 고혈압 치료에 매우 효과적이라는 사실이 밝혀져 주목을 끌고 있다.

염분은 원래 몸속에서 수분과 함께 기능한다. 우리 몸에서 나오는 눈물이며 땀, 콧물, 혈액이 모두 짜다는 사실로도 이를 알 수 있다. 미네랄이 몸에서 일정한 균형을 유지하고 염분은 수분과 함께 증가하거나 감소하기 때문에 몸속에서 염분만 줄이는 것은 불가능하다.

동양의학에서는 몸속에 남아 있는 과도한 수분이 고혈압의 원인이라고 설명한다. 수분이 많아 묽어진 다량의 혈액을 온몸으로 보내려면 심장은 강한 압력으로 박동을 해야 한다. 그러니 혈관 내 압력이 높아질 수밖에 없는 것이다. 이 원리를 알면 이뇨제로 혈압을 떨어뜨릴 수 있는 이유도 이해가 될 것이다. 즉 몸속의 '염분'이 몸 밖으로 나갔기 때문이 아니라 '염분과 함께 기능하는 수분'이 몸 밖으로 나갔기 때문에 혈압이 떨어지는 것이다. 그 반대 현상도 성립한다.

우리 몸에서 염분이 수분과 함께 기능하는 이상 염분 섭취를 줄이면 당연히 수분도 줄어든다. 심한 경우 세포에 필요한 수분도 부족해져 온몸이 건조해진다. 과도한 염분 제한은 노화를 향한 전력 질주나 다름없다.

⋮⋮⋮ 염분이 부족해도 세포가 건조해진다

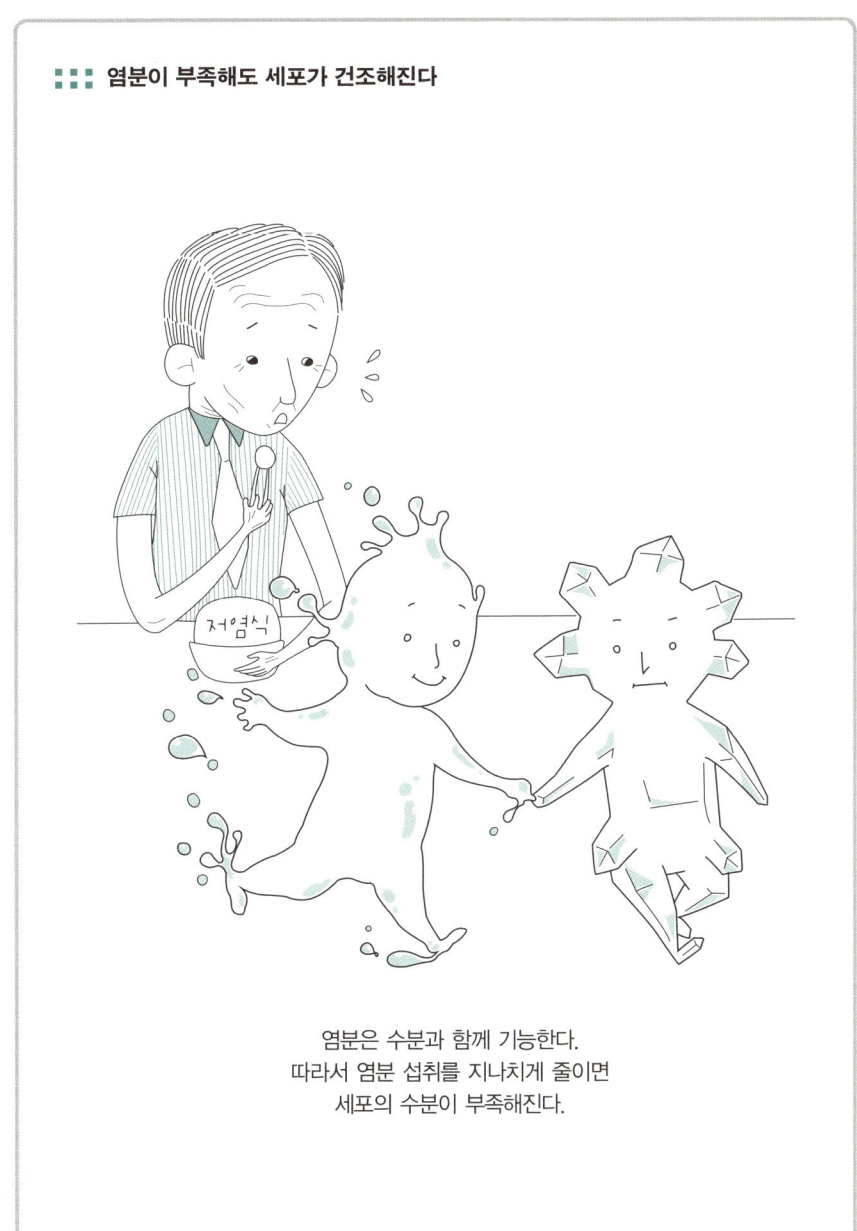

염분은 수분과 함께 기능한다.
따라서 염분 섭취를 지나치게 줄이면
세포의 수분이 부족해진다.

소금을 얻는 바닷물은 원래 피부의 면역력을 높이고 살균 작용을 하는 것으로 알려져 있다. 이런 바닷물이 피부에서만 유익한 작용을 하고 몸에 들어가면 유해한 작용을 한다는 것은 납득하기 힘들다. 인간과 마찬가지로 포유류인 고래나 돌고래는 바닷물을 마시며 살아가지만 고혈압이나 뇌졸중에 걸려 죽는 일은 없다.

많이 먹어서 문제가 되는 것은 '염분(바닷물에서 얻은 자연 소금, 천일염)'이 아니라 '식염(화학적 합성 소금, 정제염)'이다. 염소와 나트륨으로만 이루어진 식염을 섭취하면 결국 혈관 속으로 과도한 양의 물이 들어오게 된다. 양이 늘어난 묽은 혈액을 온몸으로 보내려면 혈압이 높아질 수밖에 없다. 이런 이유에서 식염의 과다 섭취는 고혈압의 원인이 된다.

그러나 알맞은 양의 자연 소금은 고혈압을 일으키거나 혈액을 탁하게 만들 염려가 없다. 내키지 않는데도 무조건 싱겁게만 먹을 것이 아니라 자연 소금을 적절히 이용하면 짭짤한 맛도 즐기면서 몸이 건조해지는 것을 막아 건강하게 생활할 수 있다. 예를 들면 맛 좋고 몸에 필요한 염분까지 섭취할 수 있는 차를 만들어 마시는 방법도 있다. 자세한 내용은 3장에서 설명하겠다.

다이어트, 덜 먹는 것보다 배출에 신경 써라

나이가 들수록 자꾸 몸무게가 는다고 푸념하는 사람이 많다. 몸무게가 그대로라도 유독 배와 팔뚝에 살이 붙는 경우도 많다. 갸름하고 날렵했던 얼굴선도 흐트러져서 갈수록 펑퍼짐해지고 늘어진 볼살 탓에 이중 턱이 된다. 얼굴뿐만 아니라 가슴과 엉덩이도 탄력을 잃어 처지고, 장딴지와 발목은 굵어진다.

이런 변화에 자극을 받았거나 건강검진 결과 감량이 필요하다는 말을 들으면 흔히 다이어트부터 결심한다. 그러나 노력에 비해 큰 성과를 얻지 못하는 사람들이 많다. 도리어 "식사량을 줄였는데도 살이 더 쪘다"거나 "물렁살이 늘었다"는 사람도 있다.

다이어트에 실패하는 원인은 대개 '먹는 것=몸으로 들여보내는 것'만 줄이려고 했기 때문이다. 몸무게가 느는 원인이 꼭 '과식'에만 있는 것은 아니다. 몸속의 수분을 제대로 조절하지 못해 살이 찌는 경우도 많다. 따라서 이럴 때는 먹는 것만 줄이려고 할 것이 아니라 먼저 몸에서 수분이 원활하게 배출되도록 해야 한다.

예를 들어보자. 비닐봉지에 물을 담아 들어보면 물이 금세 아래로 몰려 주머니가 옆으로 퍼진다. 비 온 뒤에 땅을 보면 움푹 파인 곳에는 계속 물이 고여 더러워진다. 우리 몸도 마찬가지다. 몸속에 있는 불필요한 물은 아래로 흘러 하체에 쌓이고 위나 장관 같은 '주머니 모양'의 기관에 고인다. 나이가 들수록 뱃살이 늘어나고 다리가 굵어지는 하체 비만이 되는 것도 바로 이 때문이다. 이런 물렁살의 증가는 노화로 인한 비만의 전형적인 현상이다.

나이가 들수록 세포가 수분을 흡수하는 힘이 떨어지기 때문에 남은 수분이 온몸에 있는 주머니 모양의 기관이나 하체에 고이게 된다. 따라서 단기간에 외모를 날씬하게 만들기 위한 '급다이어트'가 아니라 건강과 장수를 위한 '참다이어트'를 하려면 몸속의 불필요한 수분을 배출해서 건조한 세포를 촉촉하게 만들어야 한다.

∷ '물렁살 비만'을 막는다

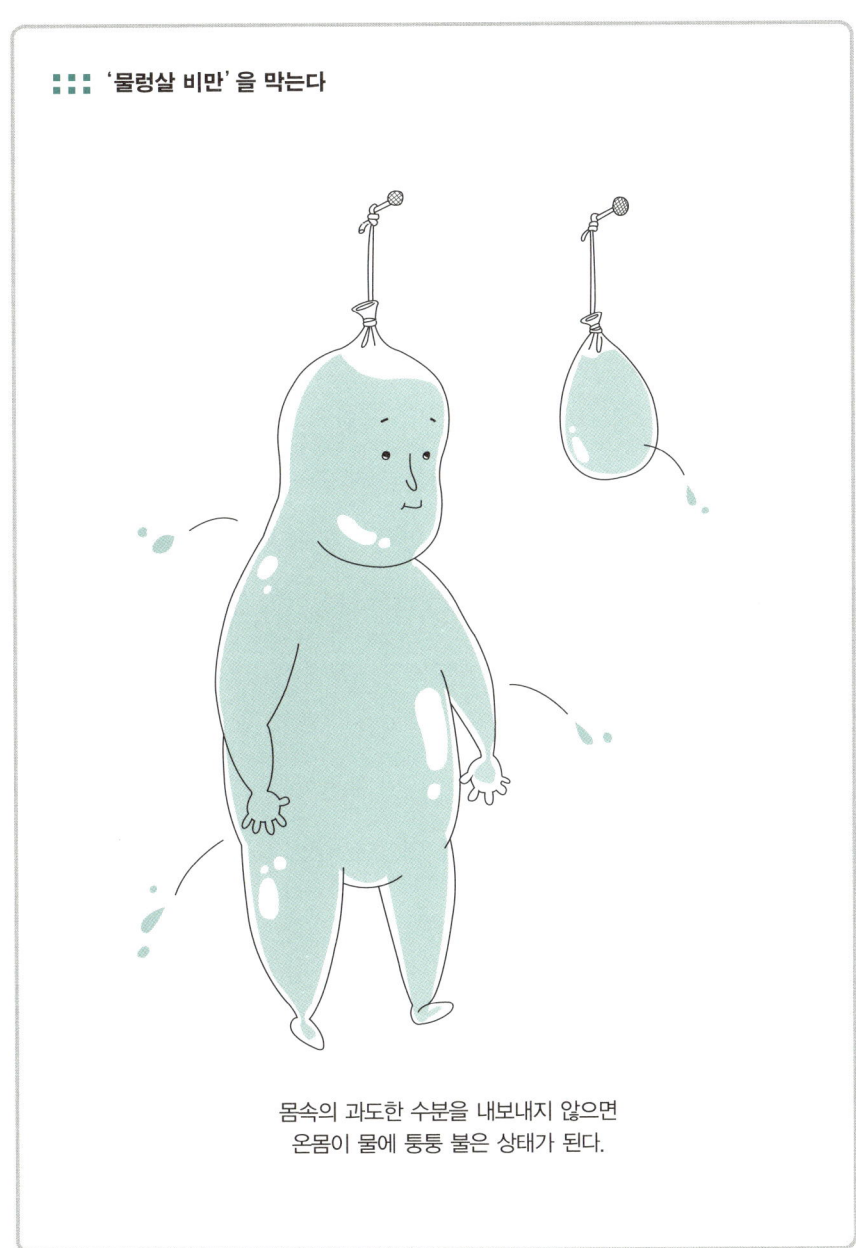

몸속의 과도한 수분을 내보내지 않으면
온몸이 물에 퉁퉁 불은 상태가 된다.

저녁은 거르지 마라

영어로 아침 식사를 'breakfast'라고 한다. '단식(fast)'을 '멈춘다(break)'는 뜻이다. 우리는 보통 저녁 식사 후부터 다음 날 아침까지는 아무것도 먹지 않는다. 아침 식사는 수면 중의 '짧은 단식'을 마치고 정상식으로 회복하는 단계의 첫 번째 식사인 셈이다.

필자가 운영하는 요양소에서도 '주스 단식'이란 것을 한다. 단식 중에 자신의 숨에서 역한 냄새가 나는 것에 몹시 놀라는 사람들이 있다. 식사를 하지 않아 소화 활동이 멈추면 몸의 모든 에너지는 배설 작용에 쓰이게 된다. 이로 인해 대소변은 물론이고 입이나 몸에서 나는 냄새를 통해서도 몸속의 노폐물이 나가게 된다.

먹지 않으면 나올 것도 없을 것 같지만 그렇지 않다. 인간의 몸에서는 '들어가는 것'보다 '나오는 것'이 우선이다. 그래서 음식을 몸속으로 들여보내지 않는 '단식'은 배설을 위한 가장 효과적인 방법이자 기회가 된다.

밤 사이의 짧은 단식을 하고 난 아침에는 몸속에 있던 노폐물과 수분이 배출되므로 숨에서 냄새가 나고 소변의 색도 진하다. 위장 기능도 아직 충분히 활성화된 상태가 아니므로 아침밥을 꼭 먹어야 할 필요는 없다. 뇌 활동의 에너지로 쓰이는 당분을 섭취하는 정도면 된다.

자세한 내용은 3장에서 설명하겠지만, 아침 식사로는 미네랄과 당분이 균형을 이룬 '당근·사과·소금 주스'나 미네랄이 풍부한 흑설탕이 들어간 '생강·홍차'가 좋다. 아침 식사 대신 마시면 몸속의 과도한 수분으로 인한 '물렁살 하체 비만'을 미리 막거나 낫게 할 수 있다. 또 온몸의 세포에 수분을 공급해서 노화를 늦추고 활기를 되찾을 수 있다.

하루 세끼를 다 먹되 식사량을 줄이는 다이어트법은 매끼마다 먹고 싶은 것을 억지로 참아야 하므로 지속하기가 힘들다. 하루에 두 끼만 먹고 저녁 식사를 거르는 다이어트법도 있지만 저녁을 거르면 몸의 배설 기능이 떨어지기 때문에 애쓴 만큼 성과가 나타나지 않는다. '노화로 인한 비만'을 막는 데는 몸속의 노폐물을 내보내고 세포에 수분과 영양을 공급하는 식사법이 효과적이다.

피부 보습제는 세포 건조를 해소하지 못한다

피부가 건조해지면 여러 가지 증상이 나타난다. 겨울만 되면 얼굴이 땅기고 피부에 흰 가루 같은 각질이 일어난다. 발뒤꿈치도 갈라지고 거칠어져서 걸핏하면 스타킹 올이 나간다. 심할 때는 밤마다 몸 여기저기가 가려워서 잠을 설치기도 한다.

이렇다 보니 많은 사람들이 목욕을 마치면 얼른 보습 크림부터 챙겨 바르고 틈만 나면 얼굴에 생수나 화장수를 뿌린다. 피부 건조가 심해 주름이나 잡티가 생길까 봐 음식으로 섭취할 수 있는 콜라

겐을 약 먹듯이 복용하는 사람도 있다. 덩달아 화장품 회사들도 보습 기능을 앞세운 다양한 종류의 화장품을 앞다투어 내놓고 있다. 이처럼 현대인들은 피부가 건조해지는 것을 막으려고 많은 노력을 기울인다.

그런데 피부 보습에는 온갖 정성을 들이면서 혹시라도 화장이 지워질까 봐 땀 흘리는 것을 꺼려하거나 땀 냄새가 신경 쓰여 땀 분비를 억제하는 약제를 사용하기도 한다. 이런 모순 때문에 피부 노화가 더 심해진다.

피부 세포의 수분 보유력을 높여라

노인이라도 건강한 사람은 남녀를 불문하고 피부가 매끄럽고 윤기 있다. 반대로 이십 대 여성 가운데도 피부가 거칠고 메마른 이들이 많다. 그래서인지 보습에 좋다는 로션이며 크림 등을 이중 삼중 겹쳐 바르고 보기에도 부담스러운 두터운 화장으로 맨얼굴을 감추는 사람들이 있다.

촉촉한 피부를 위해 나름 애를 썼는데도 그마저 효과가 없다면 어떻게 해야 할까?

느긋하게 욕조 물에 몸을 담그거나 사우나에서 기분 좋게 땀을

▪▪▪ 피부의 건조 증상을 개선하는 효과적인 방법

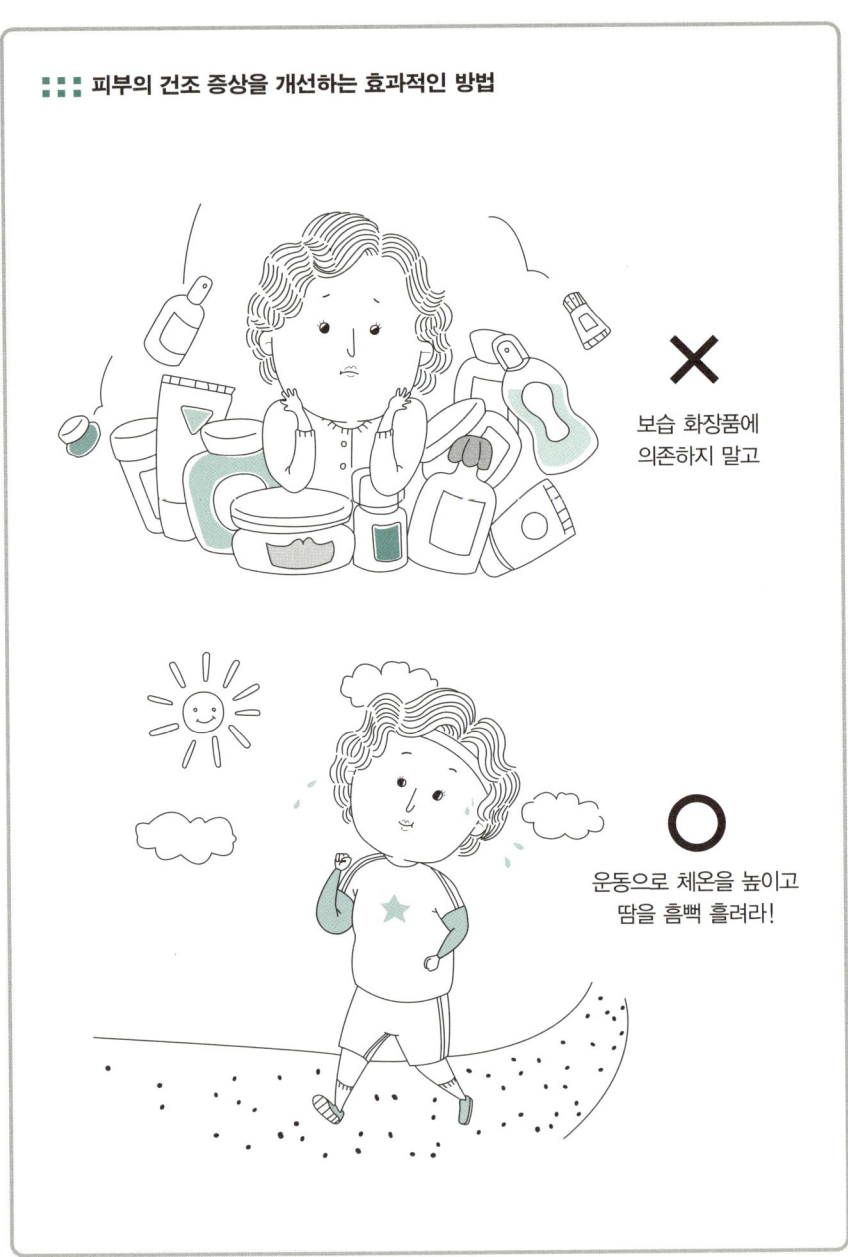

✗ 보습 화장품에 의존하지 말고

○ 운동으로 체온을 높이고 땀을 흠뻑 흘려라!

흘리고 났을 때의 모습을 한번 떠올려보자. 분명히 몸 밖으로 수분이 많이 빠져나갔는데도 웬일인지 피부는 촉촉하고 매끈하다. 부석부석하던 얼굴은 붓기가 빠져 탄력이 생기고 턱선도 날렵해진다.

이처럼 목욕 등으로 몸이 따뜻해지면 우리 몸에서 수분 조절을 주관하는 신장도 따뜻해진다. 그 결과 신장의 기능이 활성화되어 몸속의 불필요한 수분이 신속하게 배출된다. 게다가 몸이 따뜻해지면 피부 세포의 대사도 활발해지기 때문에 물기가 부족해 메마르고 생기 없던 피부 세포가 신선한 수분을 한껏 빨아들여 촉촉함을 되찾게 된다.

땀을 흠뻑 흘리면 땀이 천연보습인자(NMF, Natural Moisturizing Factor)로 작용하여 피부 표면을 촉촉하고 윤기 있고 탄력 있게 만들어 준다. 이처럼 피부는 스스로를 윤택하게 하는 능력이 있다. 이와 같은 피부 본연의 힘이 발휘되도록 한다면 인위적인 보습에 의존하지 않더라도 젊은 피부를 유지할 수 있다.

몸을 따뜻하게 하고 적당히 땀을 흘리는 것 외에 피부의 건조를 막는 데 필요한 것이 또 있다. 수분을 흡수해서 촉촉해진 세포가 그 상태를 계속 유지할 수 있는 힘, 즉 수분 보유력을 높이는 일이다.

피부 세포의 수분 보유력을 높이는 데는 마, 토란, 오크라, 큰실말, 미역, 생청국장, 맛버섯, 굴, 해삼, 가자미 조림묵(조린 가자미의 살을 발라내 국물과 함께 그릇에 담가 식힌 것. 생선의 젤라틴 성분이 굳어 묵 같은 상태가 된다) 같은 '미끈거리고 끈적거리는 식품'이 좋다. 이들 식품에 들어 있는 점액 성분인 무틴(mutin)이 피부를 촉촉하고 탄력 있게 만들어준다.

이런 식품을 자주 먹으면 세포의 수분 상태가 정상으로 회복되므로 피부의 건조 증상도 차츰 좋아질 것이다. 피부 세포를 촉촉하게 하는 것이야말로 피부를 젊고 생기 있게 만드는 가장 효율적인 방법이다.

Well-aging point

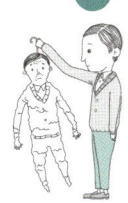

- 세포가 건조해지는 것을 막아야 노화를 늦출 수 있다. 올바른 수분 섭취법으로 메마른 세포가 수분을 충분히 흡수하고 이를 유지할 수 있도록 해야 한다.

- 과도한 물 섭취와 염분 제한, 식사량만 줄이는 다이어트가 '세포의 건조'를 부추긴다.

- 피부가 건조해져서 나타나는 증상과 잡티, 주름을 개선하려면 몸을 따뜻하게 하고 땀을 흘리는 것이 좋다. 또 마나 토란 같은 '미끈거리고 끈적거리는 식품'을 먹어 세포의 수분 보유력을 높여야 한다.

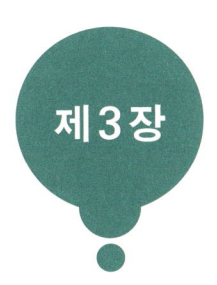

제3장

지금보다 열 살은 더 어려 보이는 '세포 보습' 생활법

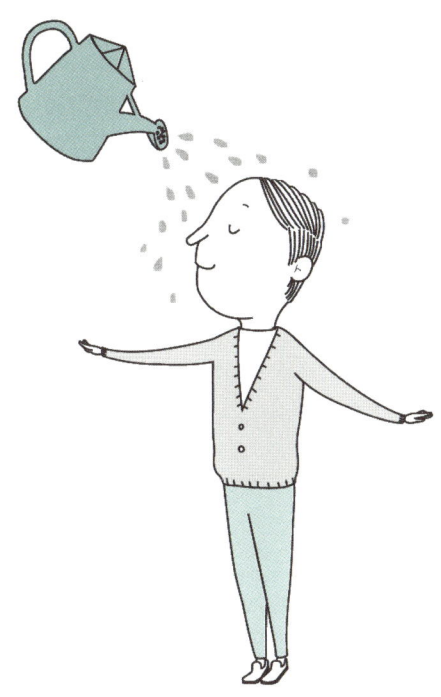

항노화 음료로
온몸의 건조를 막는다

　약으로 몸의 건조를 치료하거나 노화를 막을 수는 없다. 노화를 늦추는 가장 신속하고 효과적인 방법은 신 기능을 강화하는 것이다. 지금부터 설명하는 '건조를 막는 항노화 음료'는 신 기능을 촉진하여 피부와 내장, 뼈, 모발, 뇌에 이르기까지 온몸이 건조해지지 않도록 막는 효과가 뛰어나다. 이르면 처음 마신 날부터 효과를 느낄 수 있다.

건조를 막아 노화를 늦추는 음료

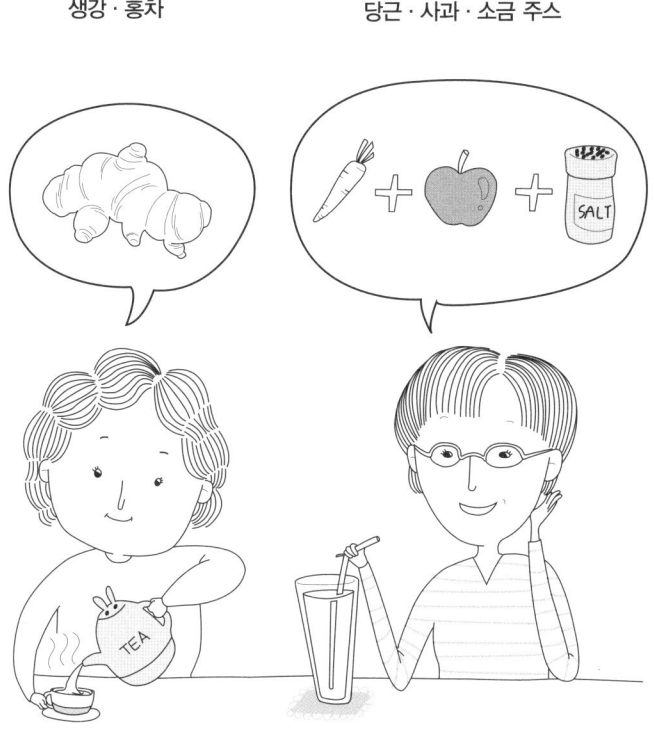

생강·홍차와 당근·사과·소금 주스는
세포 건조를 막는 가장 효과적인 음료다.

당근 · 사과 · 소금 주스

당근·사과·소금 주스는 신 기능을 강화하여 세포의 건조를 막는 대표적인 항노화 음료다.

동양의학의 '상사(相似) 이론'에 따르면 인간의 하체는 식물의 뿌리에, 상체는 땅 위로 나와 있는 잎이나 줄기, 꽃에 해당한다. 따라서 하체에 있는 '신'을 강하게 하는 데는 식물의 뿌리가 효과가 있다. 인삼이나 오갈피같이 뿌리를 약용하는 생약은 대개 큰 병으로 몹시 쇠약해진 신체의 회복을 돕거나 허약체질·노쇠를 개선하는 데 쓰인다.

식품 중에서는 뿌리채소가 신 기능을 강화하는 데 좋다. 특히 '몸을 따뜻하게 하는 난색(暖色)'을 띠는 당근은 과도한 수분으로 인해 몸이 찬 사람에게 아주 좋다. 과일 중에서 사과는 원산지가 북쪽 지방이고 색도 붉어 몸을 차게 할 염려가 없다. 당근과 사과에 소금을 더하면 앞서 설명한 대로 수분과 염분이 균형을 이루게 되므로 더 효율적으로 세포에 수분을 공급할 수 있다.

당근·사과·소금 주스의 효과는 이미 서양의학에서도 검증된 바 있다. 30여 년 전에 필자는 난치병 치료로 유명한 스위스 취리히의 베너 병원에서 자연요법을 공부한 적이 있다. 이 병원은 1879년에 개원한 이래 육류와 달걀, 우유 같은 동물성 식품 대신 통밀빵이나 채소, 절임 식품, 암염, 꿀 등의 자연식품과 다양한 물리요법을 이용해 난치성 질환을 치료해왔는데, 특히 아침마다 마시는 당근·사과 주스가 식이요법의 중심 메뉴였다.

당시 원장으로 있던 블러쉬 박사는 당근·사과 주스에는 우리 몸에 필요한 비타민과 미네랄이 130여 가지나 들어 있다고 설명했다. 당근은 채소 중에서 미네랄 함량이 으뜸이고 사과에도 비타민과 미네랄이 풍부하다. 게다가 당근을 사과와 함께 갈아 마시면 당근 특유의 향이 약해져 영양뿐만 아니라 맛도 한결 좋아진다.

베너 병원에서 당근·사과 주스의 효과를 알게 된 필자는 지금까지 날마다 아침 식사 대신 마시고 있다. 맛도 좋지만 평소에 잦던 설사가 멎고 바쁘게 일하면서도 늘 활기차고 피부도 건강한 걸 보면 당근·사과 주스의 효과를 톡톡히 보고 있는 셈이다.

당근·사과 주스는 미량 영양소가 풍부하고 비타민과 미네랄이 균형을 이룬 음료지만 사람에 따라서는 마신 후에 속이 메슥거리거나 몸이 차가워질 수도 있다. 필자는 임상 경험을 통해서 몸속에 불필요한 수분이 고여 세포가 건조할수록 그와 같은 반응이 많이 나타난다는 사실을 알게 되었다.

그래서 몸속에 생긴 물웅덩이가 당근·사과 주스의 흡수를 방해하지 못하도록 소금을 넣어 세포의 수분 흡수력을 높였다. 이런 원리에 따라 만들어진 것이 바로 당근·사과·소금 주스다. 동양의학과 서양의학 어느 쪽의 관점에서 보더라도 신 기능을 강화하여 노화를 막는 효과가 뛰어난 음료다.

> 당근 · 사과 · 소금 주스 레시피

●● 재료

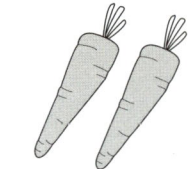
당근 2개(약 400g)

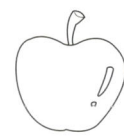
사과 1개(약 300g)

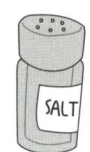
소금(자연 소금) 적당량

●● 만드는 법

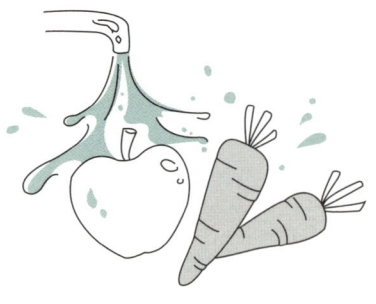

1. 당근과 사과를 깨끗이 씻는다.

2. 껍질째 그대로 주서에 갈아 2컵 반 분량(약 480cc)의 즙을 낸다.

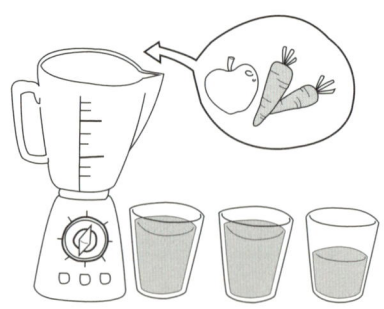

3. 소금을 적당량(간을 보아 맛있 을 정도) 넣고 잘 섞어 씹듯이 천천히 마신다.

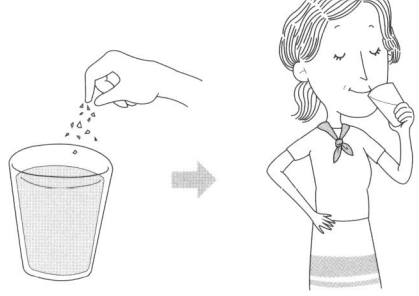

●● **도움말**

당근과 사과의 껍질에는 비타민과 미네랄을 비롯해 다양한 유효 성분이 들어 있으므로 되도록 깎지 않고 그대로 사용한다. 사과씨에도 비타민 B_{17}이 들어 있으므로 버리지 않고 함께 간다.

주서 대신 믹서에 갈아 마시면 식이섬유도 섭취할 수 있어 수분 배출에 더 효과적일 것 같지만, 대신 맛이 떨어지고 물을 넣어 갈아야 하기 때문에 사용하는 물에도 신경을 써야 한다. 물론 믹서에 갈아 마셔도 맛이 있고 몸에도 좋은 효과가 나타나면 괜찮지만 꾸준히 실천하려면 역시 주서로 즙을 내서 먹는 편이 좋다.

분주한 아침에 주스 만들기가 번거롭다면 시판되는 당근 주스와 사과 주스를 섞어 소금을 넣고 마시면 된다. 그러나 신선한 채소와 과일에는 그만큼 영양소와 효소가 풍부하므로 되도록 직접 만들어 마시는 것이 좋다.

생강 · 홍차

동양의학에서 자주 쓰는 백 수십 가지 처방의 70~80%에 생강이 들어간다. 동양의학의 중요한 원천인 중국의 의서 《상한론(傷寒論)》은 생강에 대해 다음과 같이 말하고 있다.

'몸을 덥혀 [혈액순환을 돕고 이를 통해] 모든 장기의 기능을 활발하게 한다. 몸속의 과도한 체액(수분의 정체)을 제거하고 기를 열어 [기의 정체를 풀고]……'

현대 약리학도 뒤늦게나마 생강의 유효 성분과 체내에서의 작용을 밝혀냈다. 그에 따르면 생강의 매운맛을 내는 진저롤(gingerol), 쇼가올(shogaol) 등은 혈액순환과 이뇨 작용을 촉진하며 몸을 따뜻하게 하고 발한 작용을 한다. 생강의 주된 효능은 다음과 같다.

- 몸을 덥혀 땀을 내고 혈액과 체액의 흐름을 좋게 한다.
- 소변이 잘 나오게 해서 몸속의 과도한 수분을 배출한다.
- 기의 흐름을 원활하게 해서 기력을 높이고 우울한 기분을 밝게 한다.
- 혈소판의 응집력을 떨어뜨려 혈전 형성을 예방·치료한다.
- 평소에 생강을 자주 먹으면 신장의 혈액순환이 원활해지고 몸도 따뜻해진다.

이 같은 효능이 있는 생강을 간편하게 음료로 섭취할 수 있도록 만든 것이 생강·홍차다. 생강·홍차는 생강과 홍차, 흑설탕(또는 꿀)으로 만든다. 홍차는 몸을 따뜻하게 하고 카페인 성분이 이뇨 작용을 한다. 여기에 미네랄이 풍부한 흑설탕(또는 꿀)이 들어가기 때문에 자양 강장 효과도 얻을 수 있다.

평소에 생강·홍차를 즐겨 마셨더니 냉증이나 고혈압, 변비, 설사, 부종, 비만, 우울감 등 수독에서 비롯된 증상이 개선되었다는 사람이 많다. 생강·홍차가 몸속에 고인 불필요한 수분이 원활히 배출되도록 돕기 때문에 메마른 세포가 차츰 수분 흡수력을 회복해 노화도 느려진다.

> **생강·홍차 레시피**

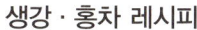 재료

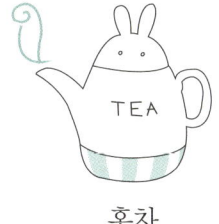

홍차

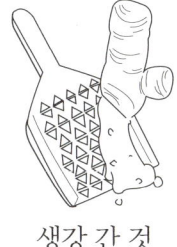

생강 간 것

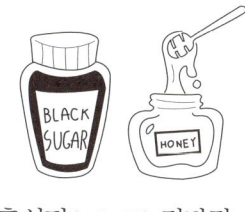

흑설탕(또는 꿀) 적당량

●● **만드는 법**

1. 뜨거운 홍차에 생강 간 것을 적당량 넣는다.

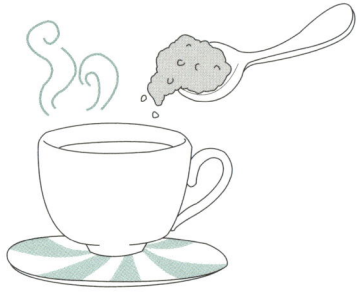

2. 흑설탕이나 꿀로 단맛을 내어 하루에 3~6잔 마신다.

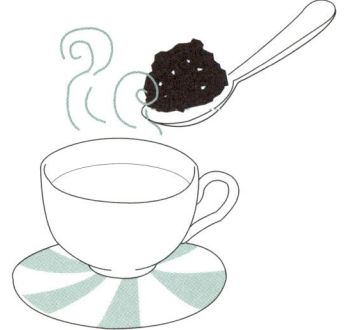

●● **도움말**

홍차는 티백을 사용해도 된다. 생강은 넉넉한 양을 강판에 갈아서 조금씩 나누어 냉동해두었다가 필요한 양만큼 녹여 쓰면 편하다. 바쁠 때는 갈아서 파는 시판 제품이나 생강 가루를 이용해도 된다.

생강탕

생강탕은 발한 작용이 강해서 몇 모금 마시다 보면 몸이 따뜻해지고 땀이 난다. 마치 뜨끈하게 목욕할 때처럼 기분 좋게 땀이 나기 때문에 한번 마시면 다시 찾게 된다.

생강탕을 마시면 몸속의 불필요한 수분이 땀과 함께 배출되기 때문에 세포를 촉촉하게 만드는 데 도움이 되고 이를 통해 항노화 효과도 기대할 수 있다. 또 초기 감기나 생리통, 어깨 결림이나 통증, 복통 등에도 효과가 좋다. 바쁠 때는 시판 제품을 이용해도 되지만 되도록 신선한 재료로 직접 만들어 마시는 것이 좋다.

생강탕 레시피

●● 재료

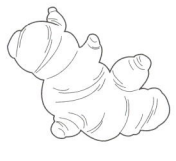 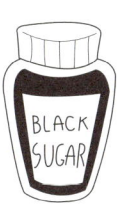 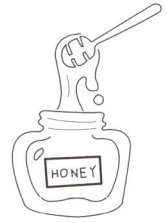 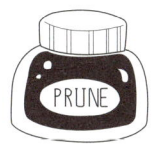

생강 10g(엄지손가락 크기)　　흑설탕　　꿀　　건자두(프룬) 농축액

●● **만드는 법**

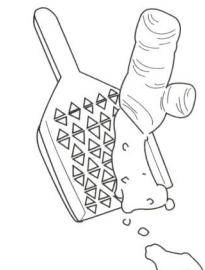

1. 생강을 강판에 갈아 차망에 담는다.

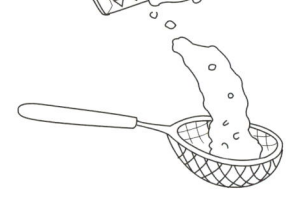

2. 1의 차망을 찻잔 위에 얹고 찻잔 가득히 뜨거운 물을 붓는다.

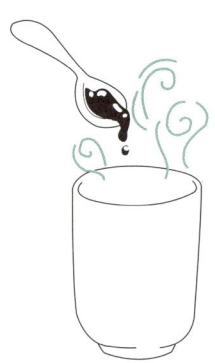

3. 흑설탕, 꿀, 건자두 농축액을 섞어 하루에 1~3회 마신다.

●● **도움말**

칡녹말을 개어 넣으면 발한 · 보온 · 건위 작용이 더 강해진다.

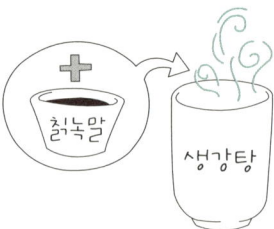

매실 · 간장 · 번차

미네랄이 풍부한 매실·간장·번차는 몸을 따뜻하게 하는 작용이 매우 강하다. 특히 '신'을 덥혀 혈류를 좋게 하기 때문에 몸의 배설 능력이 높아진다. 그 결과 수분이 온몸의 세포로 흡수되므로 건조 증상이 개선된다.

매실·간장·번차는 설사, 변비, 복통, 구역질, 배 울림 등 위와 장에 나타나는 불쾌한 증상을 신속하게 개선한다. 또 냉증이나 피로, 빈혈, 감기, 부인과 질환, 통증이 따르는 질병에도 효과가 좋다.

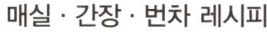
매실 · 간장 · 번차 레시피

재료

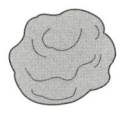
매실 장아찌 1개

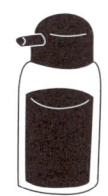
간장 1작은술~1큰술

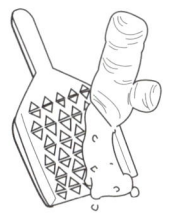
생강 간 것 조금

번차(녹차의 일종이나 성장한 잎을 원료로 하기 때문에 타닌이 많고 카페인이 적은 편이다)

●● **만드는 법**

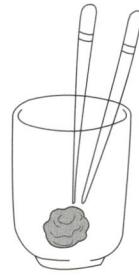

1. 씨를 뺀 매실 장아찌를 찻잔에 넣고 젓가락으로 곱게 으깬다.

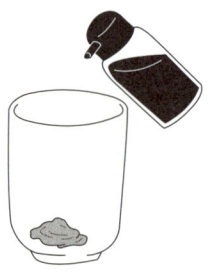

2. 간장을 넣고 잘 섞어준다.

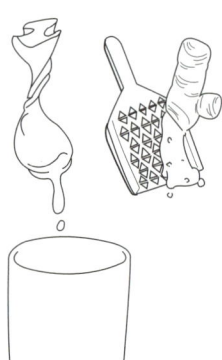

3. 생강 간 것을 면보 등에 싸서 짜낸 생강즙 5~10방울을 떨어뜨린다.

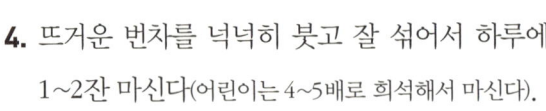

4. 뜨거운 번차를 넉넉히 붓고 잘 섞어서 하루에 1~2잔 마신다(어린이는 4~5배로 희석해서 마신다).

허브티

요즘은 다양한 종류의 허브티를 비교적 쉽게 구할 수 있다.

그중에서 캐모마일, 로즈메리, 세이지, 장미, 네틀(서양쐐기풀), 쇠뜨기, 민들레, 맬로, 계피 등은 몸속의 수분을 배출하는 이뇨 작용을 한다. 좋아하는 향을 즐기면서 몸속의 불필요한 수분까지 내보낼 수 있으니 일거양득이다.

허브에 관한 책이나 허브티 전문점 등도 늘어나고 있으므로 관심을 기울여 여러 가지 허브티를 맛보아 내게 맞는 것을 고르도록 한다.

항노화 식사법으로
배설 능력을 높인다

 몸이 건조해지지 않게 해서 노화를 늦추려면 '신'으로 가는 혈류를 좋게 해서 배설 능력을 높여야 한다. 그러려면 당근·사과·소금 주스나 생강·홍차 같은 음료 외에도 항노화 작용을 하는 식품을 평소에 꾸준히 먹어야 한다.
 지금부터 소개하는 식단과 식사법은 배설 능력을 높여 몸에 고인 불필요한 수분을 배출하는 데 매우 효과적이다. 그 결과로 세포는 필요한 수분을 충분히 흡수하게 되므로 노화 방지는 물론이고 하체 비만이나 고혈압, 당뇨병, 망막건조증, 불면증 등 세포가 건조해서 일어나는 다양한 증상을 치료하는 데 큰 도움이 된다.

밤 사이의 가벼운 단식

인체 생리의 기본 원칙 중 하나는 '흡수는 배설을 방해한다'는 것이다. 지나치게 많이 먹으면 소화·흡수를 위해 위와 소장으로 혈액이 몰리기 때문에 배설기관인 신장이나 대장, 직장에까지 충분한 양의 혈액이 도달하지 못한다. 이로 인해 몸 전체의 배설 능력이 떨어지고 동시에 신으로 가는 혈류도 나빠진다.

이와 반대로 몸으로 '들여보내는 양'을 줄이면 배설 능력이 높아진다. 단식이 좋은 예다. 단식을 시작하고 나서 2~3일쯤 지나면 다양한 배설 현상이 나타난다. 숨을 쉴 때 냄새가 나거나 소변의 색이 진해진다. 또 눈곱이 끼고 코딱지가 생기며 때로 혀 표면에 끈적끈적한 설태가 끼기도 한다.

본격적인 단식은 아니지만 사실 우리는 매일같이 가벼운 단식을 한다. 밤에 잠든 후부터 아침에 일어나기 전까지는 누구나 가벼운 단식 상태로 있게 된다. 그래서 아침에 일어났을 때 숨에서 냄새가 나고 소변의 색도 진하다.

단식 후 갑자기 음식을 많이 먹으면 복통이나 설사, 구역질이 나고 심하면 창자꼬임증(창자가 뒤틀리거나 꼬이는 병으로, 갑작스러운 복부의 격통이 주된 증세다)이 일어날 수 있다. 한동안 활동이 뜸했던 위장에 갑자기 너무 큰 부담을 주었기 때문이다. 따라서 단식 후에는 묽은 미음으로 식사를 시작하는 것이 보통이다. 다음 날은 미음을 좀 되직하게 해서 먹고 그다음 날은 죽을 먹는다. 이렇게 하면 위장이 서서히 기능을 회복하여 음식을 제대로 소화·흡수할 수 있다.

아침 식사도 이와 마찬가지다. 전날 저녁 식사 이후 10시간 넘게 공복 상태가 지속되었다. 하지만 아침이라고 꼭 식욕이 나는 것은 아니다. 식욕이 없는 것은 우리 몸에 먹을 것이 필요하지 않다는 뜻이다. 몸이 그런 신호를 보내는데도 이를 무시하고 '아침은 꼭 챙겨 먹어야 한다'며 무리해서 먹으면 건강에 도움이 되기는커녕 오히려 해가 될 수도 있다.

아침과 점심은 가볍게, 저녁은 먹고 싶은 만큼

아침을 거르면 영양이 모자라서 오전 활동에 지장이 있지는 않을까 염려하는 사람도 있을 것이다. 그런데 뇌세포나 근육세포 등을 움직이는 에너지원은 오로지 포도당이다. 혈액에 당분이 부족하면 저

혈당증(초조감, 가슴 두근거림, 불안, 떨림, 실신 등의 증상을 유발)이 나타나기도 한다. 이런 현상은 단백질 같은 다른 영양소가 부족할 때는 나타나지 않는다. 그런 점에서 당분은 인간의 생명 활동에 반드시 필요한 영양소임이 분명하다.

그런 당분을 효율적으로 섭취할 방법이 있다. 아침 식사로 당근·사과·소금 주스나 흑설탕(또는 꿀)을 넣은 생강·홍차를 마시는 것이다. 오전 활동에 필요한 당분과 비타민을 섭취하면서 위장에도 부담을 주지 않는 식사법이다. 꾸준히 실천하면 발한·이뇨·배변 등 몸의 배설 능력이 향상되므로 몸에서 불필요한 수분은 제거되고 본래 수분이 필요했던 세포는 촉촉해진다.

점심은 단식을 마쳤을 때 먹는 죽 정도의 가벼운 식사면 충분하다. 여기서는 메밀국수를 예로 들었다.

저녁에는 좋아하는 음식을 먹으면 된다. 이때 양은 지나치게 제한하지 않아도 된다. 하루 총 섭취 열량이 평소보다 줄었으므로 저녁에는 식사량을 지나치게 제한하지 않는 것이 좋다. 그래야 먹고 싶은 것을 억지로 참아야 하는 스트레스도 피할 수 있다.

이와 같은 '노화를 늦추는 하루 식단과 식사법'을 꾸준히 실천하는 것이야말로 건조해진 세포의 수분 흡수력을 되찾아 노화를 늦추는 가장 빠르고 효과적인 방법이다.

∷ 노화를 늦추는 하루 식단과 식사법

아침 식사

당근 · 사과 · 소금 주스

점심 식사

메밀국수나 가벼운 한식 또는 파스타(토마토소스), 피자(버섯이나 어패류, 타바스코를 뿌린다) 등

저녁 식사

한식

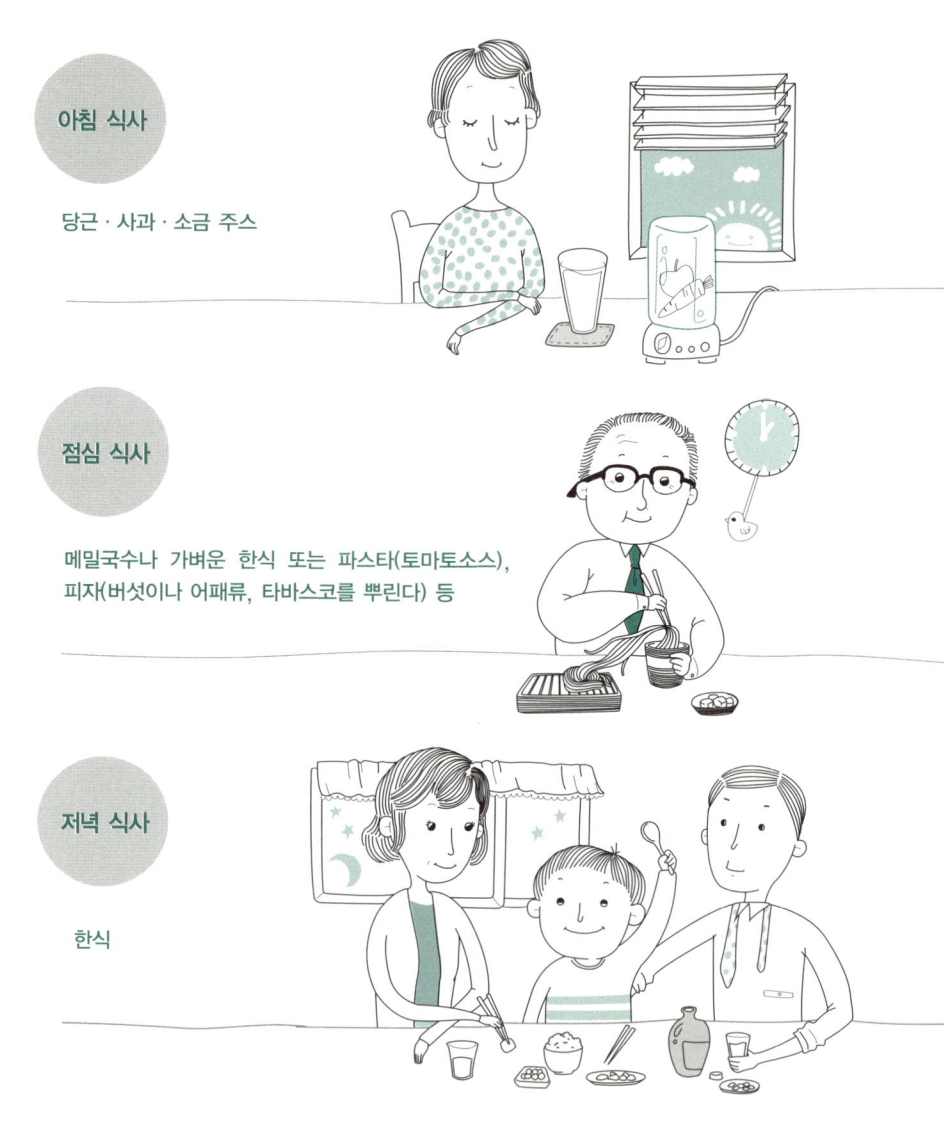

아침에 배가 고프지 않다면 굳이 고형식을 먹을 필요가 없다. 아침에는 당근·사과·소금 주스를 마셔서 몸속의 불필요한 수분을 내보낸다.
이 주스를 마신 후에 몸이 차가워지는 느낌이 드는 사람은 흑설탕이나 꿀을 넣은 생강·홍차를 마시도록 한다. 그렇지 않은 사람은 아침에 당근·사과·소금 주스를 마시고 점심 먹기 전 속이 비었을 때 생강·홍차를 마시는 것이 좋다.

모두 몸을 따뜻하게 하는 작용이 강한 음식들이다. 메밀국수는 삶아서 간장 국물에 찍어 먹거나 따뜻한 국물에 말아 미역을 넣거나 마 간 것을 위에 얹어 먹으면 좋다.
이때 파나 고추냉이, 칠미가루(향신료의 일종으로 고추를 기본으로 생강, 차조기 열매, 산초, 진피, 깨, 마 열매를 섞어 가루로 만든 것) 같은 양념을 듬뿍 넣어 먹는다. 메밀국수를 제외한 다른 음식들은 포만감이 70% 정도 들 만큼만 먹는다.

한식을 중심으로 먹되 종류와 양은 지나치게 제한하지 않는다. 술은 과음하지 않을 정도로 마신다. 꼭꼭 잘 씹고 즐겁게 먹는 것이 무엇보다 중요하다.
저녁 먹기 전에 배가 고프면 생강·홍차를 마신다. 간식으로 흑설탕(덩어리로 된 천연 흑설탕)을 먹어도 좋다.

몸을 따뜻하게 하는
식품을 골라 먹는다

 몸을 따뜻하게 하면 '신'으로 가는 혈류가 좋아지면서 신 기능도 좋아진다. 앞에서 제시한 식단과 식사법을 지키면서 평소에 몸을 따뜻하게 하는 식품을 자주 먹으면 배설 능력이 향상되어 세포 건조를 막고 노화도 늦출 수 있다.

체질에 따라 먹어야 할 식품이 다르다

　생강이나 마늘을 먹으면 몸에 온기가 돈다. 반대로 오이나 수박을 먹으면 몸이 서늘해지는 느낌이 든다. 동양의학에서는 생강이나 된장같이 몸을 따뜻하게 하는 식품을 '양성 식품', 오이나 토마토같이 몸을 차게 하는 식품을 '음성 식품'으로 구분하여 건강 증진과 치료의 중요한 지침으로 삼는다.

　그런데 '양성'과 '음성'은 식품에만 해당하는 것이 아니다. 우주 만물은 '양'과 '음'으로 나뉜다. 인간의 체질도 마찬가지다. '양성'은 건조·열·수축의 성질을 띠며, '음성'은 습·냉·확장의 성질을 띤다.

　'옆으로 딱 바라진 체구에 얼굴이 붉은 중년 남성'은 양성 체질의 전형적인 모습이다. 양성 체질인 사람은 근육이 발달해 있고 몸이 따뜻하며 활동적이다. 그러나 과식이 빌미가 되어 암이나 뇌경색, 심근경색 같은 질병으로 사망하는 경우가 많다.

　한편 음성 체질인 사람은 근육이 적고 수분이나 지방이 많다. 늘 몸이 차기 때문에 어깨 결림이나 무기력, 현기증, 두통, 변비 또는 설사 같은 부정형 신체증후군(뚜렷하게 어디가 아프거나 병이 있지도 않은데 병적 증상을 호소하는 것)에 시달린다. 또 저혈압이나 우울증, 알레르기 질환이 있는 사람도 많다.

음성 체질의 외형적인 특징을 보면 얼굴이 희고 호리호리하거나 하체에만 살이 찌고 흰머리도 잘 생긴다. 몸에 쌓인 불필요한 수분 때문에 노화가 빨리 진행되기 때문이다. 그러나 평소에 잔병치레가 잦은 반면 목숨을 위협할 만한 심각한 병에는 잘 걸리지 않아 비교적 오래 사는 편이다.

체질적인 특징을 간단히 표현하면 양성 체질은 몸속이 여름이고, 음성 체질은 몸속이 겨울이다. 따라서

- 양성 체질은 몸을 식히는 식품인 '음성 식품'을 많이 먹는다.
- 음성 체질은 몸을 따뜻하게 하는 식품인 '양성 식품'을 많이 먹는다.

이렇게 하여 체질의 균형을 바로잡으면 신 기능이 좋아지므로 노화를 늦추는 데 도움이 된다.

체질을 크게 나눌 때 남성은 양성이고 여성은 음성이라고 하는데, 실제로는 남성 중에도 음성 체질인 사람이 많다. 특히 요즘에는 몸을 차게 만드는 생활습관 때문에 남녀를 불문하고 음성 체질로 기우는 사람이 매우 많다.

특히 주름, 흰머리, 메마른 손이나 얼굴, 하체 비만 등 몸의 건조로 인한 노화 현상이 두드러지게 나타난다면 체질이 음성으로 기운

양성 체질과 음성 체질의 신체적 특징

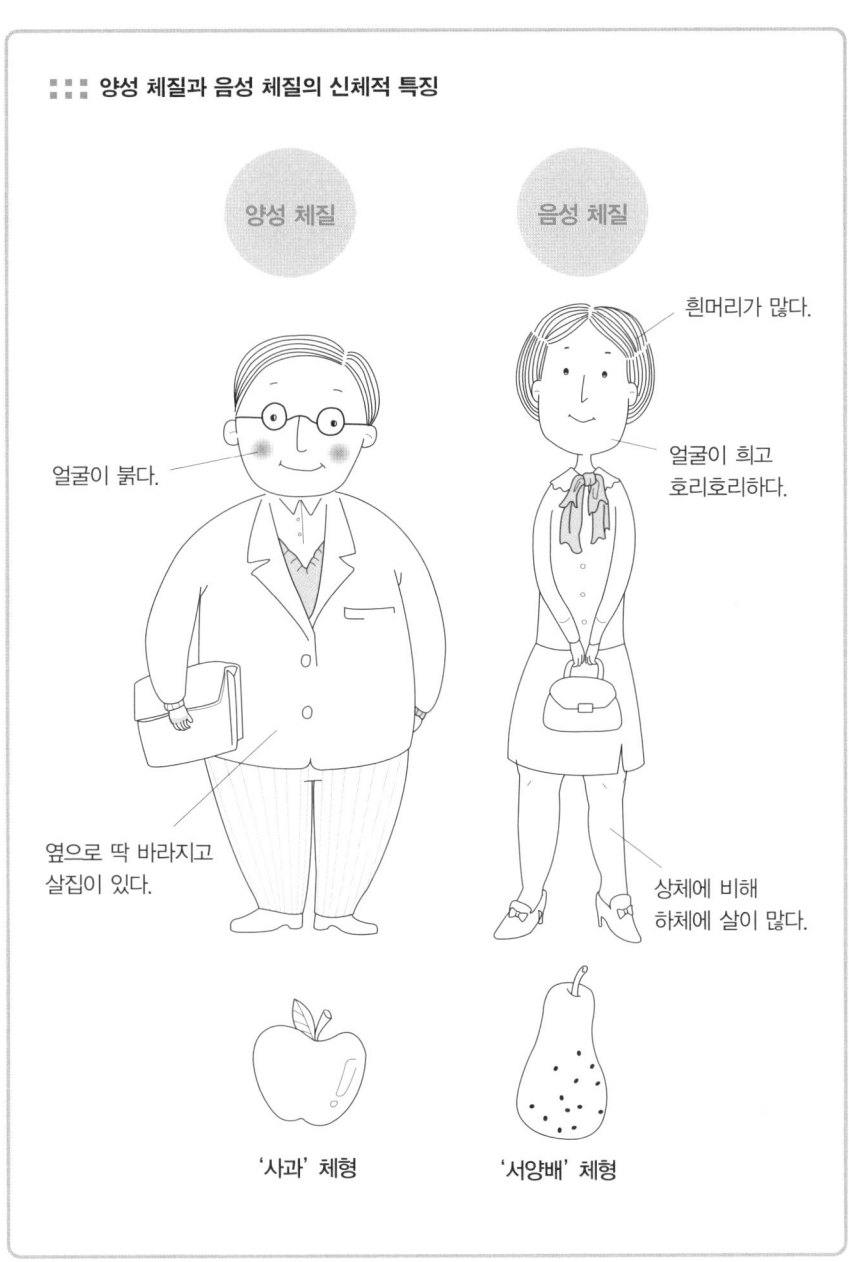

지금보다 열 살은 더 어려 보이는 '세포 보습' 생활법

것이 틀림없다. 이런 사람들은 몸을 따뜻하게 하는 식품을 자주 먹어서 몸이 더 건조해지지 않게 해야 한다.

그런데 식품 중에는 몸을 따뜻하게 하지도 차게 하지도 않는 중간 성질을 가진 것이 있다. 이를 중성 식품이라고 한다. 음성 식품은 대개 파란색·하얀색·녹색이고, 양성 식품은 대개 빨간색·검은색·주황색인 데 비해, 중성 식품은 노랑색·연한 갈색인 것이 많다.

중성 식품에는 현미, 옥수수, 조, 피, 기장, 메밀, 고구마, 감자, 통보리 등이 있다. 인류가 오랫동안 주식으로 삼은 것들이다. 몸 상태나 체질에 관계없이 언제 먹어도 해가 되지 않기 때문이다. 서구화된 식생활을 고쳐서 이 같은 중성 식품을 주식으로 먹으면 세포 건조를 막고 노화를 늦추는 데도 큰 도움이 된다.

지금부터는 음성 체질인 사람이 어떤 식품을 골라 어떻게 먹고 또 어떤 것은 피해야 하는지 구체적으로 알아보자. 음성 식품도 조리법과 섭취 방식에 따라 우리 몸에 양성 식품처럼 작용할 수 있다. 따라서 너무 번거롭게 생각 말고 몇 가지 핵심 내용만 지킨다면 지금 내 몸에 필요한 것을 내 몸이 스스로 원하게 될 것이다.

::: 노화를 막는 데 도움이 되는 식품

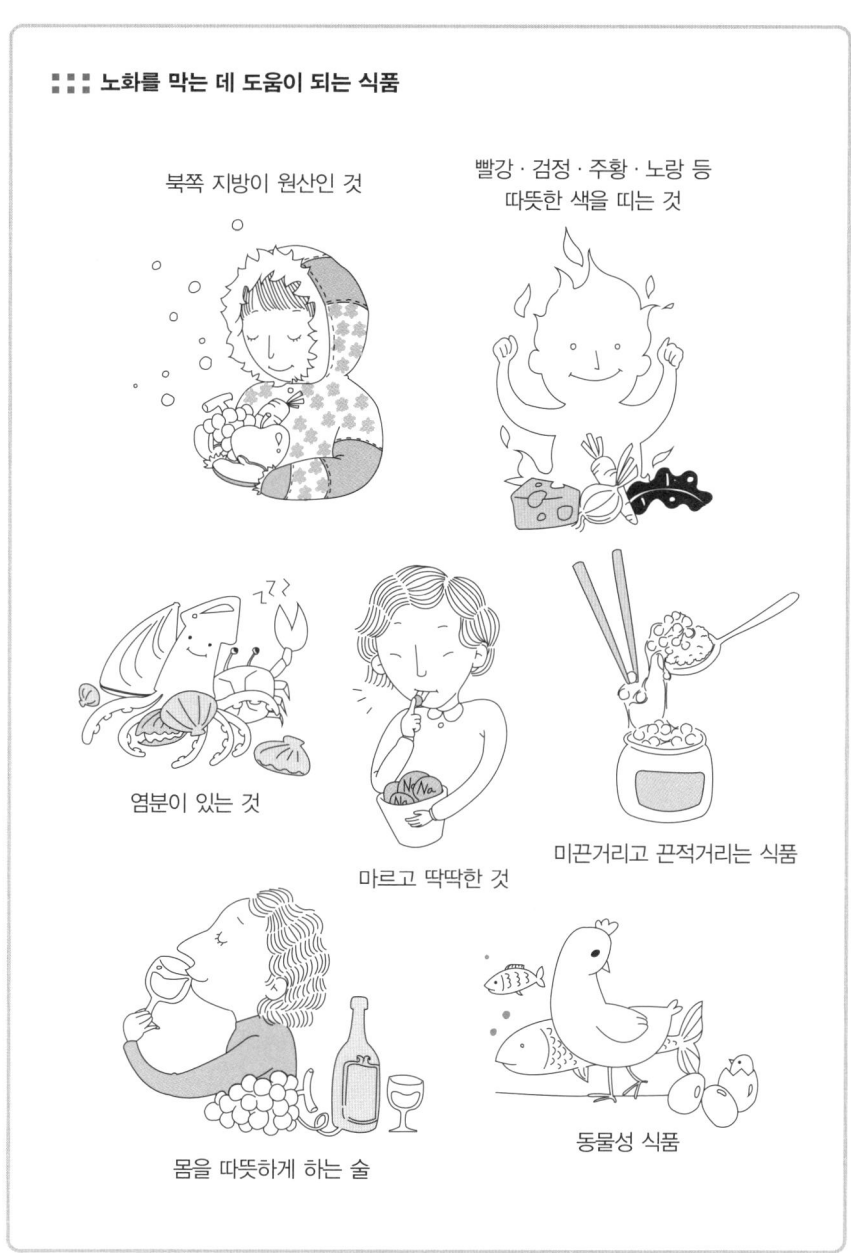

북쪽 지방에서 난 식품

식물은 본래 자라는 곳의 기후에 맞는 성질을 갖고 있다. '자연의 섭리'인 셈이다. 추운 곳에서 자라는 식물은 성질이 따뜻하다. 성질이 차면 추위를 이겨내지 못해 자랄 수 없기 때문이다. 그래서 북쪽 지방이 원산인 곡류·채소·과일은 몸을 따뜻하게 하고, 남쪽 지방이 원산인 것은 몸을 차게 한다.

남쪽 지방에 살면서 몸을 덥히는 음식만 먹으면 몸이 뜨거워져서 살 수 없다. 마찬가지로 북쪽 지방에 살면서 몸을 차게 하는 음식만 먹으면 추위를 견뎌낼 수 없다. 한국이나 일본같이 사계절이 있는 곳에서는 여름에 찬 성질을 가진 먹을거리가 나고, 겨울에 따뜻한 성질을 가진 먹을거리가 난다. 이런 점만 보더라도 자연의 섭리에 따라 음식을 먹으면 누구나 젊고 건강하게 살 수 있다.

채소 중에서 당근, 연근, 우엉, 마 등의 뿌리채소는 몸을 덥히는 양성 식품이다. 포도, 버찌, 건자두(코카서스 지방 원산), 사과같이 북쪽 지방이 원산인 과일과 자반연어, 메밀도 몸을 따뜻하게 한다. 반대로 바나나, 파인애플, 토마토(남미 원산), 수박, 망고, 카레(인도 원산), 레몬, 귤, 오이(인도 원산), 커피(에티오피아 원산) 등은 몸을 차게 한다.

카레를 먹거나 커피를 마시면 배가 아프거나 설사를 하는 사람이 있는데 이는 카레나 커피가 배와 몸을 차게 만들기 때문이다. 그런 음성 식품도 따뜻하게 데워서 먹으면 괜찮을 것 같지만 그렇지는 않다. 물론 차게 먹는 것보다야 낫겠지만 남쪽 지방이 원산인 것은 데워 먹더라도 몸을 식히는 작용이 사라지지 않는다. 다만 몇 가지 예외가 있으나 자세한 것은 뒤에서 설명하겠다.

몸이 건조한 사람은 몸속에 불필요한 수분이 쌓여 있으므로 그런 상태에서 몸을 차게 하는 것을 먹으면 세포 건조와 노화가 더욱 심해진다. 이럴 때는 되도록 몸을 따뜻하게 하는 북쪽 지방의 식품을 자주 먹도록 한다.

따뜻한 색을 띠는 식품

원료가 같더라도 색이 연한 음식은 대개 몸을 차게 하고 색이 진한 음식은 몸을 따뜻하게 한다. 같은 맥락에서 파란색·하얀색·녹색 잎채소는 성질이 차고, 빨간색·검은색·주황색·노란색 뿌리채소는 성질이 따뜻하다.

예를 들어 우유 500cc와 프로세스치즈 100g을 보자. 서양의학의 관점에서 보면 이 두 가지 식품은 열량이 같으므로 몸에 흡수되어 영양을 공급하는 기능 면에서도 별다른 차이가 없을 것이다. 그러나 동양의학의 견해는 이와 다르다. 색이 하얀 우유는 몸을 차게 하고, 색이 노란 치즈는 몸을 따뜻하게 한다고 설명한다.

색이 노란 치즈는 몸속 노폐물을 효율적으로 연소시키고 수분도 배출한다. 그 덕분에 치즈를 먹으면 몸무게가 줄고 세포의 건조도 막을 수 있다. 그러나 색이 하얀 우유는 치즈와 똑같은 열량을 섭취하더라도 몸속에 불필요한 수분이 쌓이게 해서 세포를 메마르게 한다. 이 때문에 우유를 지나치게 마시면 자칫 하체 비만에 이를 수도 있다.

특히 음성 체질이거나 몸이 심하게 건조한 사람은 성질이 찬 식품은 피하고 몸을 덥히는 양성 식품을 적극적으로 먹어야 한다. 뿌리 채소 외에도, 붉은색을 띠는 육류나 생선·채소보다 색이 더 진한 미역·다시마 등의 해조류, 백미에 열을 가해 색을 진하게 만든(흰색 → 진한 갈색) 볶음밥 등은 몸을 따뜻하게 한다.

식품의 성질을 색으로 구별하는 것이라서 특별히 까다롭지 않다. 예를 들면 103쪽의 표와 같다.

땅속으로 뿌리를 내리는 식품

동양의학에서는 이처럼 식품의 색으로 성질을 판단할 때가 많지만 식물이 자라는 모습으로 성질을 구별하기도 한다.

예를 들어 '해를 향해 위로 뻗어 자라는 것'은 성질이 차고, '땅

| 파란색·하얀색·녹색 등 차가운 색을 띠는 음성 식품 | 빨간색·검은색·주황색·노란색 등 따뜻한 색을 띠는 양성 식품 |

우유 → 치즈

흰 빵 → 통밀빵, 마늘 토스트

백미 → 현미, 볶음밥, 배아미

대두 → 팥, 검은콩, 생청국장

백포도주 → 적포도주

맥주 → 흑맥주, 사오싱주(찹쌀을 발효시켜 만든 중국 사오싱 지방의 양조주), 사케(쌀을 누룩으로 발효시킨 후 여과하여 맑게 걸러낸 일본식 청주)

잎채소 → 뿌리채소, 해조류

우동 → 메밀국수

녹차 → 홍차

흰깨 → 검은깨

백설탕 → 흑설탕

식초 → 흑초

바나나, 파인애플, 귤 → 사과, 버찌, 포도, 건자두

크림을 얹은 양과자 → 팥소가 들어 있는 화과자

속으로 뿌리를 내리는 것'은 성질이 따뜻하다. 따라서 바나나나 코코넛 열매처럼 지면에서 떨어져 자라는 것은 몸을 차게 하고, 반대로 파나 양파, 마 종류는 색은 희지만 몸을 덥히는 작용을 한다. 양배추도 입으로 겹겹이 둘러싸인 모양으로 지면에 접해서 자라기 때문에 성질이 차지 않다. 비슷한 이유로 시금치나 소송채, 대파 등도 몸을 따뜻하게 하는 식품이다.

염분이 적당히 있는 식품

나트륨(Na)은 몸을 덥히는 작용을 한다. 나트륨을 함유한 대표적인 식품은 소금이다. 북쪽에 사는 사람들이 예부터 짠 음식을 즐겨 먹은 이유도 몸을 덥혀 혹독한 추위에 견디기 위해서였다. 지금 같은 난방 시설이 없던 시절에 염분마저 섭취하지 않았더라면 냉증에서 오는 감기를 비롯해 폐렴 같은 감염증에서 벗어나지 못했을 것이다. 추운 지역에 살거나 몸이 찬 음성 체질인 사람은 평소에 소금을 적절히 섭취해야 생명과 건강을 지킬 수 있다.

소금은 몸을 따뜻하게 할 뿐만 아니라 수분을 배출하게 하는 작용도 한다. 쉽게 보는 예로 채소를 소금으로 절이면 물기가 빠져나가 부피가 줄어든다. 또 해수욕 후에는 몸이 조이거나 팽팽해진 느낌이 들고 소변이 자주 마렵다.

몸을 덥히고 수분을 배출하게 하는 소금의 작용은 신 기능을 강화하는 데 큰 도움이 된다. 따라서 몸속에 불필요한 수분이 쌓여 몸이 건조한 사람은 자연 소금을 적절히 섭취하는 것이 좋다.

그런데 요즘은 염분을 줄이는 대신 몸에 좋다는 식초를 많이 먹는다. 이때 한 가지 주의할 것이 있다. 음성 식품 가운데는 칼륨(K)을 함유한 것이 많은데 대표적인 것이 식초다. 식초는 건강에 유익한 점이 많지만 몸을 차게 하는 성질이 강하다. 따라서 평소에 몸이 차거나 매우 건조한 사람은 자연 소금을 섭취하면서 식초 대신 흑초를 사용하는 것이 좋다.

마르고 딱딱한 식품

물은 몸을 차게 하기 때문에 수분 함량이 높은 식품일수록 몸을 차게 하는 작용이 강하다. 기름도 마찬가지다. 튀김을 먹고 나서 입가심으로 수박을 먹으면 설사를 하기도 한다. 성질이 찬 식품을 함께 먹으면 냉증이 심해지기 때문이다.

따라서 수분이나 기름이 많은 부드러운 음식 대신 '마르고 딱딱한 식품'을 먹으면 신 기능을 높여서 노화를 막는 데 도움이 된다.

식품 유형	성질	식품 종류
마르고 딱딱한 식품	신 기능을 높이고 몸을 따뜻하게 한다	치즈, 흑설탕, 말린 과일, 전병, 채소 절임, 살코기, 어패류(조직이 단단한 새우, 문어, 오징어, 게, 조개류는 몸을 따뜻하게 하는 작용이 더욱 강하다), 북쪽 지방의 과일, 뿌리채소
수분이 많은 식품	몸을 차게 한다	식초, 우유, 맥주, 위스키, 콜라, 주스, 녹차, 커피, 남쪽 지방의 과일, 잎채소
부드러운 식품		버터, 마요네즈, 크림, 육류의 지방 부위, 흰 빵

몸을 따뜻하게 하는 술

술을 마시면 몸에 온기가 돌아 기분이 좋아진다. 이 때문에 모든 술이 몸을 따뜻하게 하는 것으로 아는 사람이 많다. 그러나 술 중에는 몸을 차게 하는 것도 있다.

대표적인 것이 맥주와 위스키다. 원료인 보리의 성질이 차기 때문이다. 적포도주나 브랜디는 몸을 따뜻하게 한다. 원료인 포도의 원산지가 북쪽 지방인 데다 포도를 발효시켜 알코올화하기 때문에 포도보다 더 따뜻한 성질을 갖게 된다.

같은 포도주라도 적포도주가 백포도주보다 성질이 더 따뜻한 이유 중 하나는 바로 색 때문이다. 사오싱주는 북방 민족이 즐겨 먹는

술로 색이 진해서 몸을 따뜻하게 한다. 쌀로 빚는 사케는 데워 마시면 몸을 덥히는 작용이 더 강해진다.

따라서 몸이 건조한 사람은 몸을 차게 하는 맥주나 위스키보다 몸을 따뜻하게 하는 적포도주나 사오싱주, 사케를 마시는 것이 좋다.

동물성 식품

필자의 병원을 찾는 환자 중에는 건강을 생각해 되도록 고기와 달걀을 먹지 않는다는 사람이 있다. 문제는 그렇게 해도 꼭 건강한 것은 아니라는 점이다. 오히려 이유 없이 쉬 피로하고 어지럽거나 안색이 나쁘고 빈혈기가 있으며 머릿결도 푸석푸석한 사람이 많다.

몸이 차서 그런 증상이 나타나는 것이니 고기나 달걀도 적당히 먹는 것이 좋다고 말해주면 모두들 콜레스테롤 걱정부터 한다. 물론 채소를 먹지 않고 고기나 달걀을 지나치게 많이 먹는 것은 건강에 좋지 않다. 그러나 일반적으로 식물성 식품보다는 동물성 식품이 몸을 따뜻하게 하고 몸속의 불필요한 수분을 배출하는 데 도움이 된다. 한랭지에 사는 이누이트도 고기를 주식으로 먹는데, 단지 극한 지대에 채소가 자라지 않기 때문만은 아니다. 추운 곳에 사는 이들이 가장 효율적으로 몸을 덥힐 수 있는 음식을 먹는 것은 생존을 위한 지혜다.

세포 건조를 막아 노화를 늦출 목적이라면 살코기나 달걀, 치즈, 생선(붉은 살), 어패류 등을 어느 정도 먹는 것이 좋다. 도저히 육류는 못 먹겠다면 그 밖에 다른 동물성 식품을 여러 가지 조합해서 먹어도 된다. 생선은 흰 살보다는 붉은 살 생선이 몸을 더 따뜻하게 한다. 수분이 적어 살이 단단한 새우나 문어, 오징어, 게 등의 어패류는 몸을 덥히는 작용이 더욱 강하다.

미끈거리고 끈적거리는 식품

마, 오크라, 큰실말, 미역, 생청국장, 맛버섯, 굴, 해삼 같은 미끈거리고 끈적거리는 식품에는 점액 성분인 무틴이 들어 있다. 무틴은 세포를 촉촉하고 생기 있게 하는데, 특히 건조한 피부를 윤기 있게 만드는 효과가 뛰어나다.

겨울이면 발뒤꿈치가 트고 갈라져서 애를 먹는 사람이라면 무틴이 들어 있는 식품을 먹으면 좋다. 손이나 얼굴이 건조해서 각질이 일어나거나 주름이 생기는 사람도 마찬가지다. 피부에 나타나는 건조 증상은 그저 보습 크림만 열심히 바른다고 해결되지 않는다. 무틴이 풍부한 미끈거리고 끈적거리는 식품을 먹어서 몸속부터 보습해야 피부가 건조해지는 것을 막아 젊음을 지킬 수 있다.

식품의 찬 성질을 누그러뜨리는 조리법과 섭취법

성질이 찬 음성 식품은 몸을 차게 만들어 노화를 재촉한다. 그렇다고 평소 즐겨 먹던 음식을 갑자기 멀리하기도 쉽지 않다. 그 때문에 스트레스를 받기보다는 조리법과 섭취 방식을 바꾸어서 식품의 찬 성질을 누그러뜨리는 것이 바람직하다.

가열하여 색을 진하게 만든다

우유는 데워도 흰색 그대로다. 데운다고 차가운 성질이 따뜻하게 바뀌지는 않는다는 뜻이다. 뜨거운 커피나 녹차도 마찬가지다.

그러나 홍차는 다르다. 찻잎을 발효시켜 만든 홍차는 색이 붉고 성질이 따뜻하다. 흰쌀도 마찬가지다. 흰쌀은 음성 식품이지만 흰밥을 볶거나 간장을 넣어 지은 밥(노란색), 양성 식품인 팥을 넣어 지은 팥밥(붉은색)은 몸을 차게 하지 않는다.

요컨대 열을 가해 식품의 수분을 줄이거나 양성 식품과 함께 조리하면 식품 본래의 색보다 더 진해져 몸을 차게 하는 성질이 약해진다. 평소에 성질이 찬 음식을 즐긴다면 지금부터는 이처럼 조리법을 바꾸어 먹도록 하자. 맛도 좋아지고 몸을 덥혀 노화를 늦추는 효과도 얻을 수 있다.

염분을 가한다

토마토나 오이, 수박 등에 소금을 조금 뿌려 먹으면 맛도 좋고 몸에도 더 좋다. 칼륨이 많은 식품에 나트륨을 가하면 음과 양이 균형을 이루기 때문이다. 그런 원리를 이용해서 만드는 대표적인 음식이 절임 식품이다.

오이나 가지같이 성질이 찬 것도 소금이나 쌀겨같이 성질이 따뜻한 것으로 절이면 몸을 덥히는 작용을 한다. 뿌리채소 중에서 색이 하얀 무도 강판에 갈아 간장을 좀 섞어 먹으면 음과 양이 조화를 이뤄 몸이 차가워질 염려가 없다.

또 무를 말려 소금에 절이면 하얗던 무가 누레지고 조직도 단단해져서 어엿한 양성 식품으로 바뀐다. 이처럼 음성 식품에 염분을 가하면 찬 성질이 누그러진다. 또 염분도 적절히 섭취할 수 있어 몸속 수분을 배출하고 노화를 막는 데도 도움이 된다.

수분을 줄인다

앞서 말했지만 몸을 차게 하는 식품은 대개 수분 함량이 높다. 이를 반대로 이용해 식품을 말려서 수분을 줄이면 찬 성질이 약해진다. 가까운 예로 무말랭이가 있다. 무를 썰어 말리면 햇빛을 듬뿍 받아 단맛이 늘어나고 성질도 따뜻해진다. 무말랭이를 다른 뿌리채소와 함께 조리면 몸을 덥히는 작용이 더 강해진다.

한편 과일 중에도 남쪽 지방 원산인 것은 성질이 차다. 냉증이 있는 사람이 이런 과일을 즐겨 먹으면 가뜩이나 건조한 세포가 더 건조해진다. 몸이 찬 사람은 말린 과일을 먹는 것이 좋다. 요즘은 건자두를 비롯해 다양한 종류의 말린 과일들을 쉽게 구할 수 있다. 말린 과일은 간식으로도 제격이다.

카레에는 뿌리채소를 듬뿍 넣는다

카레로 만든 음식을 좋아하는 사람이 꽤 많다. 무더운 인도가 원산지인 카레는 성질이 차다. 몸을 차게 해서 노화를 재촉하는 점은 염려가 되지만 무엇을 넣어 어떻게 만들어 먹느냐에 따라 카레의 성질이 달라진다.

우리가 흔히 먹는 카레라이스에는 쇠고기·돼지고기 같은 육류와 당근·감자같이 몸을 따뜻하게 하는 뿌리채소가 들어 있다. 또 염교·생강초절임같이 성질이 따뜻한 식품을 곁들여 먹기도 한다.

인도 카레처럼 가지나 토마토를 주재료로 쓰면 찬 성질이 더욱 강해지지만 위에서 말한 대로 양성 식품을 넣고 기름을 적게 써서 만들면 카레의 찬 성질이 약해져 몸을 따뜻하게 하고 노화도 막아주는 건강식이 된다.

욕조목욕으로 하체의 혈액순환을 좋게 한다

　일상의 사소한 노력이 건강에 큰 영향을 미칠 수 있다. 앞에서 설명한 건강식이법을 꾸준히 실천하면 몸속의 불필요한 수분이 배출되어 건조했던 몸이 촉촉해지고 노화의 속도도 늦춰질 것이다.
　또 한 가지 효과적인 방법은 욕조목욕으로 하체를 덥히는 것이다. 하체가 따뜻해지면 신 기능이 활발해지기 때문이다.
　지금부터는 목욕의 효과와 이를 이용해서 몸을 덥히고 배뇨를 촉진하는 구체적인 방법을 소개한다.

욕조목욕의 효과

일상에서 쉽고 간단하게 더구나 효율적으로 몸을 덥힐 수 있는 방법이 바로 욕조목욕이다.

그런데 요즘은 욕조에 물을 받아 몸을 담그는 대신 간단히 샤워만 하는 사람들이 더 많다. 젊은 사람일수록 그런 경향이 더 강한 것 같다. 이 두 가지 목욕법의 차이는 노화 속도의 차이로 나타난다. 노화를 늦추는 데는 샤워보다 욕조에 몸을 담그는 목욕법이 훨씬 더 효과적이기 때문이다.

욕조목욕이 건강에 미치는 긍정적인 효과를 살펴보자.

온열 효과

따뜻한 물속에서 몸을 덥히면 혈관이 확장되어 혈액순환이 활발해진다. 또 신장이나 폐를 통한 노폐물의 배설도 촉진되므로 불필요한 수분을 몸 밖으로 쉽게 내보낼 수 있다.

게다가 교감신경의 작용이 억제되고 부교감신경이 우세해지기 때문에 긴장이 풀려서 몸과 마음이 편안해진다. 부교감신경이 활성화되면 정체되었던 혈류가 원활해져 몸도 따뜻해지고 이로 인해 배설 작용도 활발해진다.

욕조목욕의 온열 효과로 신 기능이 활발해지고 혈액순환이 잘되면 몸속의 불필요한 수분이 원활히 배출되므로 세포가 수분을 충분히 흡수할 수 있다. 이런 점에서 욕조목욕은 노화를 막고 젊음을 지키는 데 큰 도움이 된다.

부종 해소 효과

따뜻한 물에 어깨까지 담글 때 우리 몸에는 무려 500kg에 이르는 부하가 가해진다. 배 둘레가 3~5cm나 줄어들 정도의 압력이다. 몸에 이런 압력이 가해지므로 피하의 혈액이나 림프액의 흐름이 좋아진다.

그 결과 하체에 있는 '신'의 기능이 향상되어 소변량이 늘어난다. 세포를 건조하게 만드는 몸속의 물웅덩이에서 수분이 빠져나가 붓기가 빠지고 냉증도 개선된다.

피부 보습 효과

욕조목욕으로 몸을 덥히면 땀구멍이 열리면서 피지샘에서 피지가 나온다. 이때 피부 표면의 오염물질이나 세균도 함께 씻겨나간다. 또 땀샘에서 분비되는 땀과 피지가 섞여 피지막이 만들어지는데, 이것이 피부를 촉촉하게 해준다. 이런 이유 때문에 피부 보습에는 겉에 바르는 보습 크림보다 욕조목욕이 더 효과적이라고 하는 것이다.

여러 종류의 목욕법

반신욕

　욕조에 낮은 의자나 세숫대야를 뒤집어놓고 앉아 15~20분 정도 명치 아래까지 물에 담근다. 이렇게 반신욕을 하면 겨울에도 땀이 많이 난다. 추우면 어깨에 수건을 두르거나 전신욕 후에 따로 반신욕을 해도 된다.

　반신욕을 하면 신장을 포함해 하체로 가는 혈액의 양이 늘어난다. 그 결과 소변량이 늘어나 몸속의 불필요한 수분이 효율적으로 배출되고 하체의 붓기도 빨리 빠진다.

수욕·족욕

　세숫대야에 43℃ 정도의 따뜻한 물을 받아 10~15분간 손목 또는 발목까지 담근다. 중간에 물이 식으면 더운 물을 부어 온도를 유지한다. 손이나 발만 덥히는 이런 수욕이나 족욕으로도 온몸의 혈액 순환이 잘되어 몸이 따뜻해진다.

　특히 수욕은 어깨 결림이나 팔꿈치 통증에 효과가 좋으며, '제2의 심장'이라고 하는 발바닥을 덥혀서 자극하는 족욕을 하면 하체를 도는 혈액의 흐름이 활발해지고 노폐물도 쉽게 배설된다.

　또 '신'으로 가는 혈류량이 증가하면서 소변량도 늘어나기 때문에 부종이나 물렁살 비만에도 효과가 좋고, 잠자기 전에 족욕을 하면 소변을 충분히 보게 되어 빈뇨 때문에 잠을 설치는 일이 줄어든다.

　뒤에서 자세히 설명하겠지만 수욕이나 족욕을 할 때 물속에 소금이나 생강을 넣으면 효과가 훨씬 좋아진다.

사우나

　사우나를 하면 온열 자극으로 땀구멍이 열려 땀샘이나 피지샘에서 불필요한 수분이나 노폐물이 배출된다.

　또 체온이 오르고 혈관이 확장되어 혈액순환이 잘되기 때문에 노폐물과 소변의 배출이 활발해진다. 다만 심장 질환이 있는 사람은 자제하는 것이 좋다.

생강욕

　생강 한 조각을 강판에 갈아 주머니 등에 넣어 욕조에 담근 채 목욕을 하면 몸을 덥히고 땀을 내는 효과가 커진다. 신경통, 불면증, 요통, 어깨 결림, 냉증, 감기 예방에도 효과가 있다.

소금욕

　욕조 물에 자연 소금을 조금 넣고 몸을 담그면 마치 온천욕을 할 때처럼 몸이 따뜻해지고 땀과 소변의 양도 늘어난다. 냉증이나 물렁살 비만에도 효과가 좋은 데다 방법도 간단하므로 꾸준히 하면 좋다.

　소금을 1작은술 정도만 넣어도 충분하기 때문에 몸에 묻더라도 물로 씻어내면 되고 욕조 표면도 상하지 않는다.

생강찜질로 신 기능을 강화한다

생강찜질은 간편하면서도 생강의 약효를 충분히 이용할 수 있는 방법이다. 생강찜질을 하면 '신'으로 가는 혈액의 흐름이 매우 활발해져 소변이 잘 나오게 되므로 몸속의 불필요한 수분도 쉽게 배출된다. 특히 방광이 있는 아랫배나 발바닥에 생강찜질을 하면 하체의 혈류량이 늘어나 효과가 더욱 커진다.

생강찜질은 온열 효과와 함께 생강의 약효 성분인 쇼가올, 진저롤 등이 혈액순환을 촉진하고 진통 작용을 하므로 관절통, 부인병,

방광염, 위장병, 기관지염으로 의한 기침이나 천식 등 다양한 증상에 뛰어난 효과를 발휘한다. 재료도 쉽게 구할 수 있고 방법도 간단하니 꼭 한번 해보기 바란다.

생강찜질 레시피

●● 재료

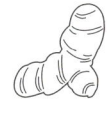 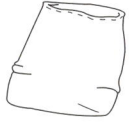 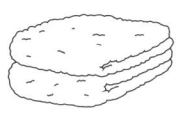 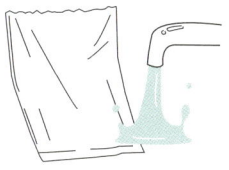

생강 약 150g · 면 주머니 · 두꺼운 수건 2장 · 비닐, 물 2ℓ

●● 만드는 법

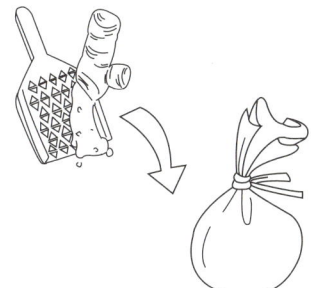

1. 생강을 강판에 갈아 면 주머니에 넣고 입구를 묶는다.

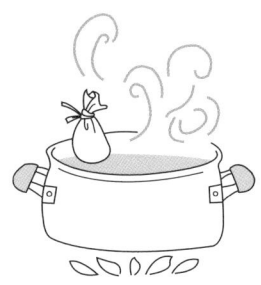

2. 냄비에 물 2ℓ를 담아 **1**의 면 주머니를 넣고 가열한다. 끓기 직전에 불을 줄이고 식지 않도록 약한 불로 데운다.

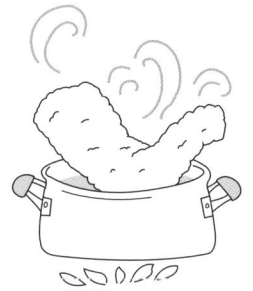

3. 물 온도가 70℃쯤 되었을 때 수건을 넣어 적신다.

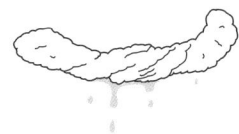

4. 수건의 물기를 약하게 짠다. 뜨거우므로 조심한다.

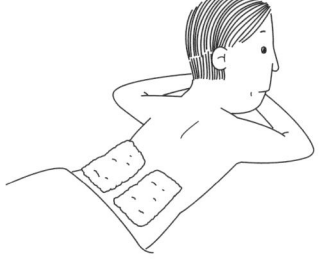

5. **4**의 수건을 허리 윗부분이나 좌우의 신장이 있는 부분에 댄다.

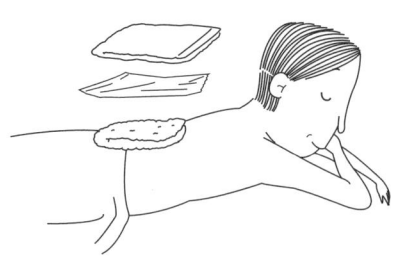

6. 그 위에 비닐과 마른 수건을 덮어둔다. 수건이 식으면 **3**부터 다시 한다. 통증이나 증상이 심한 경우에는 하루에 두세 번 한다. 생강 끓인 물은 데우면 두세 번까지 사용할 수 있다.

몸을 따뜻하게 하는 복장을 한다

현대인들은 자신도 모르게 몸을 차게 만드는 생활을 하고 있다. 식생활이나 목욕 외에 신 기능을 강화해서 건조와 노화를 막는 효과적인 수단이 바로 복장이다.

∷ 몸의 건조를 막는 복장

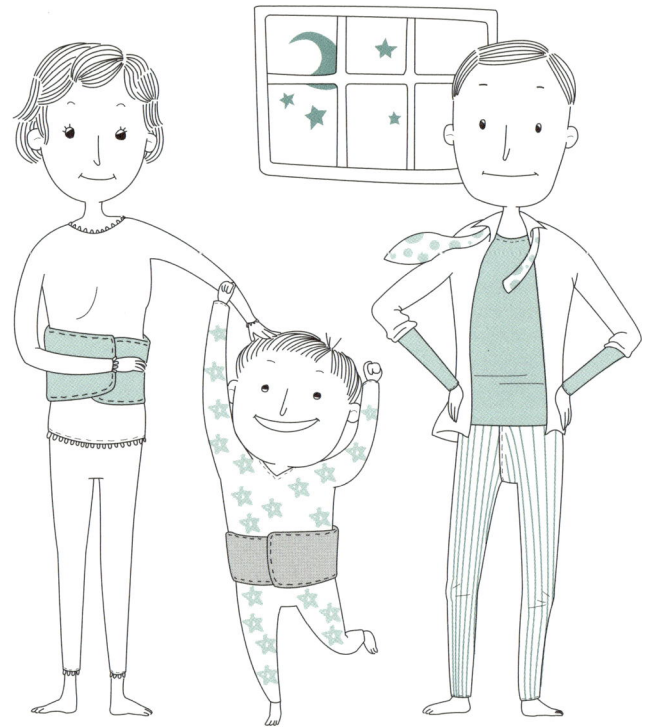

복대나 내복으로 하체를 따뜻하게 해서
신 기능을 강화한다.

복대로 배와 허리를 덥힌다

배를 덥히면 온몸이 따뜻해진다. 특히 냉증이 있는 사람은 복대를 하고 다시 배나 허리에 온찜질팩을 붙이면 좋다. 요즘에는 얇으면서 보온이 잘되고 무늬도 세련된 복대들도 많이 나오므로 꼭 활용하도록 한다.

머리는 차게, 발은 따뜻하게

내복이나 레그워머로 하체를 따뜻하게 한다. 양말을 두 켤레 겹쳐 신어도 된다. 하체가 따뜻해지면 신장으로 가는 혈류량이 늘어나 소변이 잘 나온다. 평소에 냉증이 심한 사람은 양말 밑에 붙이는 온찜질팩 등을 이용해서 몸이 차가워지지 않도록 애써야 한다.

근육 단련으로
체온을 높인다

"쉰만 넘으면 어찌 된 일인지 하체가 빈약해집니다. 특히 엉덩이 살이 빠지고 피부가 메마르지요. 누가 보면 방습제라도 먹은 줄 알 겁니다."

필자가 강연회에서 자주 하는 말이다. 듣는 사람들은 모두 한바탕 웃지만 결코 웃을 일이 아니다. 하체, 특히 엉덩이 살이 빠지는 것은 온몸이 건조하다는 뜻이자 노화의 표시이기 때문이다.

체온의 40% 이상은 근육이 만든다. 그 근육의 70%가 하체에 몰려 있다. 근육에는 영양과 산소를 운반하는 모세혈관이 그물 모양으로 분포해 있다. 그 때문에 운동으로 근육을 사용하면 에너지가 생성되고 체온이 오른다.

하체 근육이 줄면 그만큼 모세혈관도 감소한다. 그러면 열이 충분히 생성되지 못해 몸이 따뜻해지지 않는다. 하체 근육 감소로 하체가 차가워지면 '신'의 중심인 신장을 비롯해 부신, 비뇨기, 생식기 등의 기관이 잇달아 쇠약해진다. 또 눈이 침침해지고 노안이 나타나며 귀울림이나 난청, 흰머리, 빈뇨, 발기부전 같은 노화 현상이 일어난다. 이 같은 상태가 1장(45쪽)에서 말한 '신허'다.

그렇다면 평소에 세포의 건조를 막는 식사와 목욕, 복장뿐만 아니라 근육 강화에도 신경을 써야 한다. 그러면 몸은 자연히 따뜻해진다. 특히 신 기능과 직접 관련된 하체 근육을 단련하면 배설 능력도 향상된다.

조깅이나 골프, 테니스, 수영 등 어떤 종목이든 꾸준히 하는 것이 중요하다. 따로 시간을 내기 힘들면 지금부터 설명하는 간단한 운동부터 시작하도록 한다. 서서히 엉덩이에 근육이 붙으면 노화 속도도 느려질 것이다.

┇┇┇ 노화 방지를 위한 걷기 운동

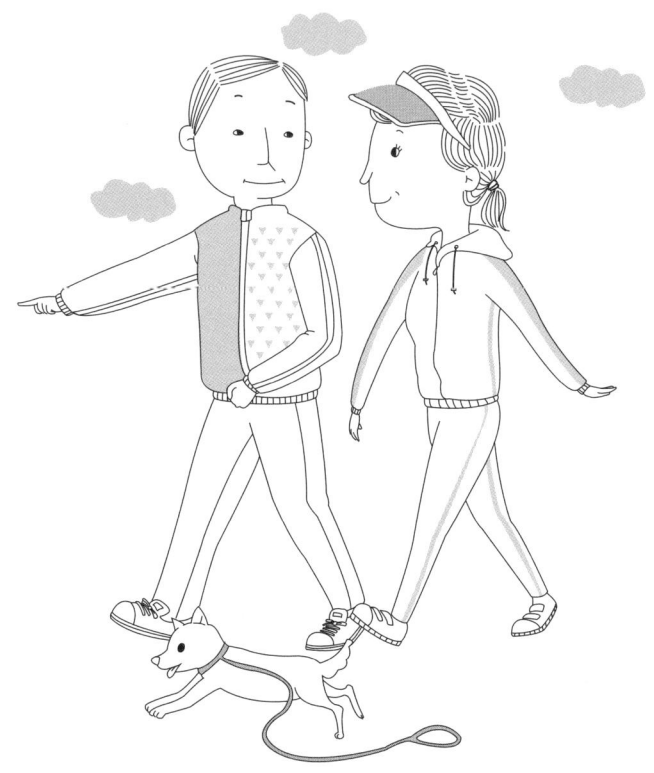

- 하루에 1만 보 이상 걷는다.
- 1분에 60~100m 정도의 빠르기로 1회 20분 이상 주 3회 실시한다.

워킹으로 부담 없이 체온을 올린다

걷는 것(워킹)은 몸에 큰 부담을 주지 않으면서 누구나 쉽게 할 수 있는 운동이다. 주로 하체 근육을 사용하기 때문에 체온이 오르고 신장으로 가는 혈류가 좋아져서 소변량이 많아진다. 다시 말해 걷기만 해도 몸속의 불필요한 수분을 배출해서 노화를 늦출 수 있다.

하루에 1만 보 이상 걸으면 동맥경화를 예방할 수 있다는 연구 결과도 있다. 걸을 때 알맞은 속도는 1분에 80m라고 한다. 이를 기준으로 1분에 60~100m 정도의 빠르기로 20분 이상 주 3회 걷기 운동을 하는 것이 좋다. 속도를 정확하게 지키려고 애쓰기보다는 자신의 체력과 몸 상태에 맞춰 몸에 무리가 가지 않는 범위에서 하면 된다.

스쿼트로 혈액순환을 촉진하고 근력을 키운다

스쿼트는 워킹과 마찬가지로 주로 하체 근육을 사용하여 실내에서도 할 수 있는 간단한 운동이다. 제자리에 서서 무릎을 굽히고 앉았다 일어서는 동작을 반복하면 근육이 단련되고 혈액순환이 잘되어 체온이 오른다.

30년간 시달린 요통을 스쿼트로 이겨낸 남성 환자가 있다. 필자의 병원을 찾았을 때 그는 다리가 가는 체형에 진통주사도 듣지 않을 만큼 통증이 심했다. 진찰해 보니 동양의학에서 말하는 전형적인 신허 증상이었다. 그는 조심스럽게 스쿼트를 시작해 차츰 횟수를 늘려갔다. 그렇게 1년간 꾸준히 지속했더니 하루에 150회 이상을 거뜬히 할 수 있게 되었고 마침내 30년 동안이나 그를 괴롭혔던 허리 통증이 말끔히 사라졌다고 한다.

스쿼트에서는 호흡에 주의해야 한다. 무릎을 굽히는 것이 주된 동작이므로 이때는 숨을 내쉬지 말고 들이마셔야 한다. 반대로 무릎을 펼 때는 숨을 내쉬도록 한다.

> **스쿼트 운동법**

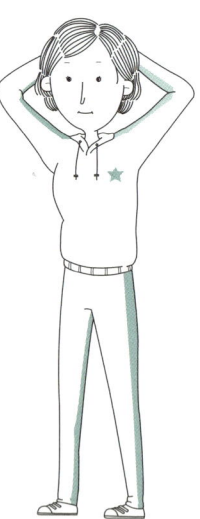

1. 양발을 어깨너비보다 조금 더 벌리고 선다. 양손은 머리 뒤로 돌려 깍지를 낀다.

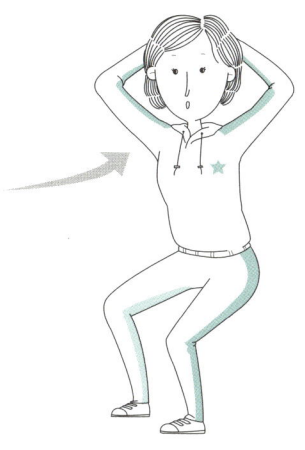

2. 가슴을 앞으로 내밀고 엉덩이를 뒤로 뺀 자세로 숨을 들이마시면서 무릎을 굽힌다.

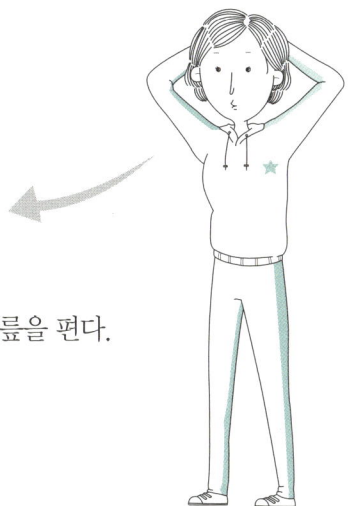

3. 숨을 내쉬면서 무릎을 편다.

●● **도움말**

2~3의 과정을 5~10회 실시하는 것을 1세트로 한다. 수십 초에서 수분 정도 휴식한 후 다시 반복한다. 처음에는 5세트 정도부터 시작해서 익숙해지면 1세트의 횟수나 세트 수를 늘린다.

언제 어디서나 하는 아이소매트릭 운동

아이소매트릭 운동이라는 것이 있다. 이름만 들으면 왠지 복잡하고 힘들 것 같지만 스쿼트보다 더 쉽고 간단하다. 특별한 도구 없이 양손의 힘을 이용해서 근육을 자극하는 맨몸 운동이다.

자신이 가진 힘의 60~70% 정도만 힘을 주면 된다. 그렇게만 해도 혈액순환이 잘되고 체온이 오른다. 아이소매트릭 운동은 도구도 필요 없으며 언제 어디서나 할 수 있고 노화를 막는 효과도 뛰어나므로 습관으로 삼아 꾸준히 하자.

> **아이소매트릭 운동법**

1. 양손을 가슴 앞에 모으고 손가락을 걸어 바깥 방향으로 힘껏 잡아당긴다(7초간).

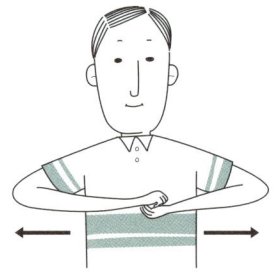

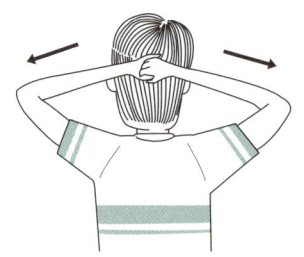

2. 그 상태로 양손을 머리 뒤로 보내어 바깥 방향으로 힘껏 잡아당긴다(7초간).

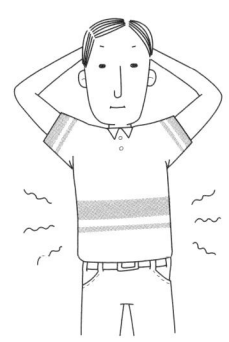

3. 그 자세에서 배에 힘을 준다(7초간).

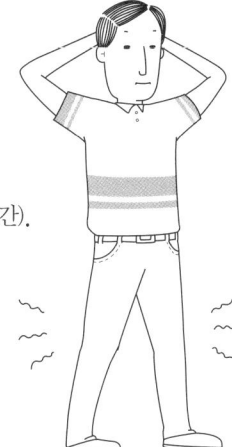

4. 양다리에 힘을 준다(7초간).

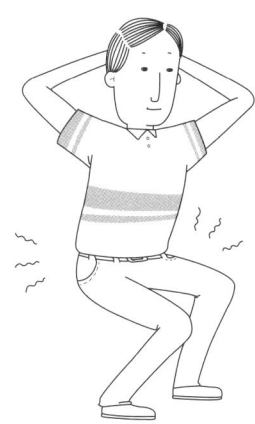

5. 무릎을 굽힌 자세로 하체에 힘을 준다(7초간).

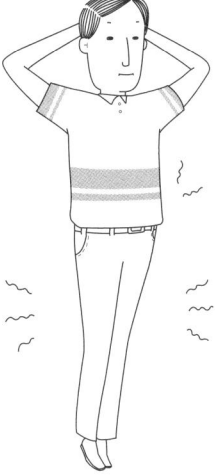

6. 발꿈치를 들고 그대로 서 있는다(7초간).

Well-aging point

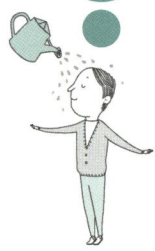

- 녹차는 홍차로, 우유는 치즈로, 크림은 팥소로 바꾸는 등 식습관을 조금만 바꾸어도 세포가 건조해지는 것을 막아 노화를 늦출 수 있다.

- 당근·사과·소금 주스, 생강·홍차, 매실·간장·번차, 생강탕 등 항노화 효과가 있는 음료를 마신다.

- 세포의 건조를 막아 노화를 늦추는 식단과 식사법을 꾸준히 실천한다. 아침에는 당근·사과·소금 주스나 생강·홍차를 마시고, 점심에는 메밀국수 같은 가벼운 음식을, 저녁에는 좋아하는 음식을 먹는다.

- 온열 효과로 신 기능을 높이는 목욕(반신욕, 수욕·족욕, 사우나, 생강욕, 소금욕)과 근육을 자극하여 체온을 올리는 운동(워킹, 스쿼트, 아이소매트릭 운동)을 평소에 꾸준히 하여 몸의 노화를 막도록 한다.

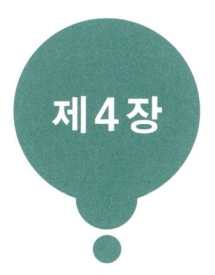

제4장

질병·증상별 '세포 보습' 처방과 치유 사례들

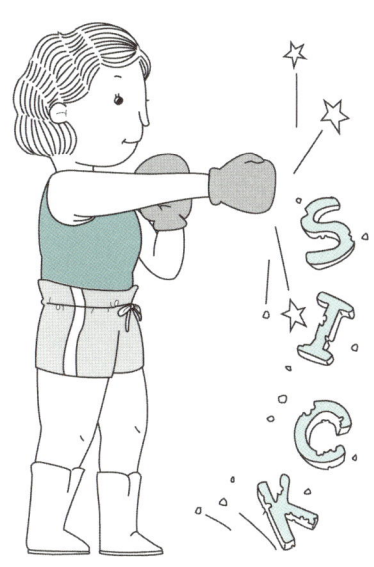

흔히 고혈압, 당뇨병, 골다공증, 노안, 잡티·주름, 불면증 같은 질환이나 증상을 나이 들면 나타나는 노화 현상이라고 한다. 그러나 그 근본 원인은 노화가 아니라 건조한 몸(세포)에 있다. 따라서 그런 질환들은 세포의 건조를 막는 식사법과 생활습관, 운동법 등으로 예방하거나 치료할 수 있다.

이 장에서는 위에 열거한 각 질환의 구체적인 특징을 살펴보고 그에 맞는 효과적인 치료법을 제시할 것이다. 물론 몸에 부담을 느끼면서까지 억지로 할 필요는 없다. 치료법이 내 몸에 맞아 증상이 가라앉고 몸 상태가 좋아져서 기분이 밝아지는 등 신체적·정신적으로 긍정적인 효과가 나타난다면 꾸준히 실천하도록 한다.

고혈압

앞에서도 설명했지만 동양의학에서는 몸속에 남아 있는 과도한 수분이 고혈압을 일으키는 원인이라고 본다. 수분이 많아 묽어진 다량의 혈액을 온몸으로 보내려면 심장은 강한 압력으로 박동을 해야 하기 때문에 혈관 내 압력이 높아질 수밖에 없다는 것이다.

고혈압에 이뇨제가 효과를 나타내는 이유도 단순히 염분이 배설되었기 때문이 아니라 염분과 함께 있던 불필요한 수분이 배설되어 몸이 더 건조해지지 않고 혈액의 흐름이 원활해졌기 때문이다.

⋮⋮⋮ 고혈압도 '세포의 건조'가 원인이다

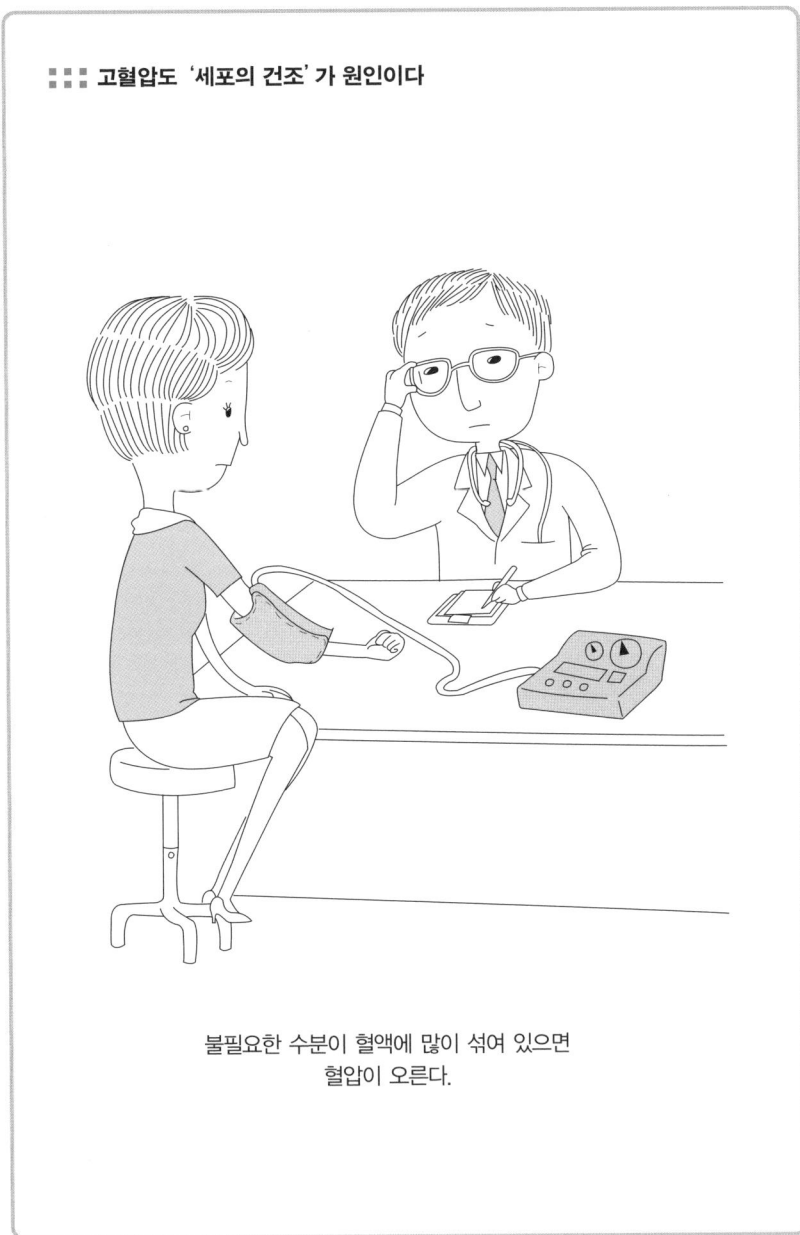

불필요한 수분이 혈액에 많이 섞여 있으면
혈압이 오른다.

세포는 근육이 감소해도 건조해진다. 근육이 잘 발달한 하체에는 모세혈관이 많이 분포해 있는데, 이 때문에 혈액이 하체로 모여 머리는 차고 발은 따뜻한 상태가 된다.

그러나 하체가 쇠약해지면 근육 속 모세혈관도 감소하기 때문에 혈액이 상체로 모인다. 혈압은 보통 상체인 팔에서 재기 때문에 그런 상태에서는 수치가 높게 나타난다. 따라서 고혈압을 예방하고 치료하려면 몸속의 불필요한 수분을 내보내서 세포가 건조해지는 것을 막고 하체의 근육을 키워야 한다.

평소에 다음과 같은 방법을 실천한다.

- 얇게 썬 양파와 무, 미역으로 만든 샐러드를 간장 드레싱으로 버무려 매일 먹는다. 양파는 하체를 강하게 하고 혈관을 확장시키는 작용으로 혈압을 떨어뜨린다. 미역에도 혈압을 낮추는 성분이 들어 있다. 또 무에 함유된 비타민 P는 혈관을 튼튼하게 한다.
- 양파 껍질을 달여 마신다. 냄비에 물 600㎖와 양파 껍질 10g을 넣고 달인다. 물이 반으로 줄면 체에 걸러 하루에 여러 번 나누어 마신다. 양파 껍질에 들어 있는 갈색 색소인 케르세틴(quercetin)은 혈압을 낮추는 효능이 있다.
- 혈액순환을 방해하는 지방이 많은 육류, 무정란, 우유, 버터의

섭취를 삼가고 생선과 어패류를 많이 먹는다. 생선이나 어패류에 함유된 EPA나 DHA 같은 불포화지방산과 타우린이 혈압을 떨어뜨리고 혈전 형성을 막는다.

- 생청국장, 된장, 간장, 치즈 같은 발효식품을 먹는다. 이 같은 발효식품에는 혈전 형성을 막는 피라진(pyrazine)이라는 물질이 들어 있으므로 꾸준히 먹도록 한다.

- 당근·사과 주스를 매일 마신다. 당근 2개(약 400g, 갈면 240cc)와 사과 2/3개(약 200g, 갈면 160cc)를 갈아서(약 2컵, 400cc) 마신다. 당근, 샐러리, 파슬리, 미나리 등의 미나리과 식물에는 혈전 형성을 막는 피라진이 들어 있다. 당근은 하체를 강하게 하고 몸을 따뜻하게 한다. 사과에 풍부한 칼륨은 염분을 소변과 함께 배설하는 작용을 한다.

- 매일 워킹(127쪽 참조)이나 스쿼트(127~129쪽 참조)로 하체 근육을 키워 혈액을 하체로 보낸다.

- 37~40℃ 정도의 따뜻한 물에서 15~20분간 욕조목욕을 한다. 따뜻한 물에 들어가 몸을 덥히면 혈전 용해 작용을 하는 플라스민(plasmin)이라는 물질이 몸속에서 다량 생성된다. 단, 42℃가 넘는 뜨거운 물에서는 교감신경이 긴장하여 혈압이 30mmHg 이상 오를 수 있으니 주의해야 한다.

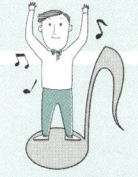

세포 보습으로 건강을 되찾은 사람들의 이야기

"혈압이 안정되니 집중력이 늘어나고 업무 효율도 높아졌어요"

58세, 남성

회사를 경영하는 T씨는 키 164cm에 몸무게가 70kg이다. 평일에는 저녁마다 거래처 사람들과 회식을 하고 휴일이면 어김없이 골프를 치러 간다.

일과 취미 모두 정력적으로 즐기며 사는 그에게도 한 가지 걱정거리가 있었다. 마흔 넘어서부터 몸무게가 10kg 가까이 불더니 혈압까지 올라서 170/110mmHg에 이르렀다. 혈압 약을 먹으면 일시적으로는 안정되지만 어쩌다 한 번이라도 거르면 다시 혈압이 올랐다.

그러던 어느 날 골프를 마치고 샤워를 하다 우연히 젊은 직원의 몸을 보게 되었다. 자신과 달라도 너무 다른 모습에 한참이나 쳐다봤다고 한다. 불룩 나온 배야 나잇살이라고 치더라도 도무지 이해할 수 없는 것이 있었다. 다른 부위는 그 직원보다 훨씬 더 살집이 풍성한

데 어찌 된 일인지 유독 엉덩이 아래만은 깎아낸 듯 홀쭉했다. 그야말로 전형적인 '노인 체형'이었던 것이다.

그러고 보니 옛날부터 체력 하나만은 자신이 있었는데 요즘에는 계단만 오르내려도 숨이 찬 것과 입도 자주 말라서 혀로 입술을 적시는 버릇도 생겼다는 생각이 났다.

돌연 자신이 늙어가고 있음을 깨닫고 실망하는 그에게 친구가 필자가 쓴 책 한 권을 건넸다고 한다. 내용을 보니 마치 자신을 두고 하는 말 같았다. 그는 단숨에 책을 다 읽고서는 당장 당근·사과·소금 주스 등 노화 방지에 효과적인 식단과 식사법을 실천했다.

그리고 아침에 일어나면 집 근처를 1km 정도 걷고 스쿼트는 1세트에 10회씩 2~3세트를 했다. 또 전신욕 후에는 되도록 다시 반신욕을 하고, 가끔씩 자연 소금을 넣어 가볍게 소금욕도 했다.

이렇게 생활한 지 며칠이 지나자 아침에 나오는 대소변의 양이 많아졌다. 또 아침 식사로 당근·사과·소금 주스와 생강·홍차만 마셨더니 몸이 꽤 가볍게 느껴졌다. 그 덕에 오전에 두뇌 회전이 빨라져서 업무 효율도 크게 올랐다.

처음에 워킹을 할 때는 물을 가지고 다니면서 계속 마셨는데 그것을 그만두고 나서는 몸 상태가 좋아지더니 운동 중이나 목욕 후에 기분 좋게 땀이 났다. 반대로 평소에 이유 없이 땀이 나던 증상은 사라졌다.

그렇게 한 달이 지나자 몸무게가 4kg쯤 줄어 66kg이 되었다. 단순히 수치만 달라진 것이 아니라 몸집도 다부져지고 절벽 같던 엉덩이 아래에도 근육이 좀 붙은 느낌이 들었다.

혈압에도 변화가 생겼다. 깜빡 잊고 혈압 약을 먹지 않은 날에도 140/100mmHg를 유지했다. 의사도 이런 정도라면 혈압 약을 먹지 않아도 될 것 같다고 했다.

오랜만에 만난 동창들도 몰라보게 달라진 T씨를 보고 10년은 젊어진 것 같다며 부러워했다. 그러고 보니 피부도 매끈해지고 이제는 계단을 두 칸씩 올라도 숨이 차지 않을 정도로 활기가 생겼다.

거듭 말하지만 세포의 건조는 노화를 재촉하는 원인이다. T씨처럼 건강식이법과 운동을 꾸준히 하면 땀이나 소변으로 수분이 활발히 배설되고 하체 근력이 강해져 신 기능이 좋아진다. 그 결과 주머니 모양의 기관이나 움푹 들어간 부위, 세포간질에 고인 불필요한 수분이 줄고 반대로 메마른 세포는 수분을 충분히 흡수할 수 있으므로 신체 기능이 젊음을 되찾게 된다. T씨가 4kg이나 몸무게가 줄었는데도 하체에 근육이 붙고 피부도 매끈해져서 젊어 보이는 이유도 이 때문이다.

온몸이 건조해지는 것을 막으면 당연히 뇌세포의 건조(노화)도 멈춘다. T씨가 겉모습이 젊어졌을 뿐만 아니라 두뇌 회전이 빨라졌다고 느끼는 것도 바로 이 때문이다.

당뇨병

 필자가 진찰한 당뇨병 환자들은 대개 상체에 비해 하체가 빈약한 편이다. 세포가 건조해서 몸속에 불필요한 수분이 쌓이면 신 기능이 약해지고, 신의 쇠약은 곧 하체의 쇠약으로 이어진다. 그 때문에 엉덩이 아래가 마치 깎은 듯 바짝 마른 체형이 되기 쉽다.
 하체가 빈약하면 그만큼 근육에서 소비하는 당분의 양도 감소하기 때문에 당분이 혈액에 그대로 남아 당뇨병이 되기 쉽다. 따라서 혈당치를 낮춰서 당뇨병을 치료하려면 먼저 하체 근육을 단련해야 한다. 또한 췌장의 베타세포가 건조해지지 않도록 하여 인슐린의 생성과 분비를 촉진해야 한다.

평소에는 다음과 같은 건강식이법과 생활습관을 적극적으로 실천한다.

- 톳 볶음이나 우엉 간장 조림, 미역 된장국 등을 매일 먹는다. 톳이나 우엉, 미역에 함유된 식이섬유는 장에서 당분이 혈액으로 흡수되지 못하게 막아 혈당 상승을 억제한다.
- 생강·홍차에 흑설탕을 넣어 매일 하루 3잔 이상 마신다. 생강과 흑설탕은 인슐린의 생성과 활성에 관여하는 아연이 풍부하고 몸을 덥히는 작용도 강해 당분을 연소하는 데 도움이 된다. 최근에는 흑설탕에 혈당치를 낮추는 효능이 있다는 연구 결과가 보고되었다.
- 얇게 썬 양파와 무, 미역으로 만든 샐러드를 간장 드레싱으로 버무려 매일 먹는다. 양파의 글루코키닌(glucokinin) 성분이 혈당 수치를 낮추고 미역에 풍부한 식이섬유가 혈당 상승을 억제한다. 간장은 몸을 따뜻하게 해서 당분의 연소를 돕는다.
- 마를 매일 먹는다. 동양의학에서는 당뇨병이 '신허'에서 비롯된다고 본다. '상사 이론(76쪽 참조)'에 따르면 하체를 튼튼히 하는 데는 뿌리채소가 좋은데, 그중에서 특히 마의 효과가 뛰

어나다. 마는 노화 방지와 당뇨병 치료에 쓰는 팔미지황환(八味地黃丸)의 중심 약제이기도 하다. 술을 즐기는 사람이라면 마로 담근 술을 마셔도 좋다. 만드는 법은 간단하다.

마 200g을 말려 잘게 썬 뒤에 설탕 150g, 소주 1.8ℓ와 함께 유리병에 담아 어둡고 서늘한 곳에 석 달간 둔다. 그렇게 만든 마 주를 잠자리에 들기 전에 약 30cc 마신다.

- 당근 · 사과 · 양파 주스를 매일 마신다. 당근 2개(약 400g, 갈면 240cc)와 사과 1/3개(약 100g, 갈면 80cc), 양파(약 40g, 갈면 24cc)를 갈아서(약 344cc, 2컵 조금 못 되는 양) 마신다.

- 1분에 70~80m 정도의 속도로 매일 20분 이상 걷는다. 걸어서 근육을 움직이면 근육세포 속의 GLUT4(Glucose Transporter 4, 포도당 운반체)가 활성화되어 인슐린이 부족해도 당분이 소비된다. 또 내장의 혈액순환이 잘되어 췌장의 기능도 활발해진다.

- 목욕으로 소비 열량을 늘리려면 42℃ 정도의 뜨거운 물에 들어가는 것이 좋다. 목욕(욕조 안)과 휴식(욕조 밖)을 각 3분씩 3번 반복한다.

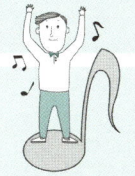

세포 보습으로 건강을 되찾은 사람들의 이야기

"혈당이 안정되고 심한 갈증도 사라졌어요"

45세, 여성

주부 K씨는 키 160cm에 몸무게 47kg으로 몸매가 꽤 날씬했다. 원체 뭘 먹어도 살이 잘 찌지 않는 체질이라 안심했는지 평소에 케이크나 초콜릿, 아이스크림 같은 단것을 자주 먹었다.

그런데 최근 일 년 동안 주민 자치회 임원으로 활동하면서 이런저런 모임들이 많아 먹고 마시는 기회가 크게 늘었다. 게다가 스트레스까지 겹쳐 단것을 더 자주 찾게 되었다. 그 탓인지 공복 시 혈당이 180mg/dℓ, 당화혈색소(HbA1c, 지난 2~4개월간의 평균 혈당 수치를 반영하는 지표)가 7.8%로 나타나 당뇨병으로 진단을 받았다.

피부도 나빠졌다. 얼굴이나 손발은 마치 가루를 뿌려놓은 듯 건조했다. 보습 크림을 아무리 발라도 소용이 없었고 화장도 들떠서 부쩍 나이 들어 보였다.

K씨에게는 다음과 같은 처방을 했다.

- 매일 아침 당근·사과·양파 주스를 마신다. 양파에 들어 있는 글루코키닌이 혈당을 떨어뜨리는 작용을 한다.
- 낮에 출출하면 생강·홍차에 흑설탕을 넣어 마신다.
- 하체를 튼튼하게 하는 뿌리채소를 매일 먹는다. 동양의학에서는 당뇨병을 '하체가 쇠약해지는 병'으로 본다.
- 생청국장이나 마같이 무틴이 풍부한 '미끈거리고 끈적거리는 식품'을 많이 먹는다.
- 자주 걷는다.
- 전신욕 후에 다시 반신욕을 해서 땀을 충분히 흘린다.

K씨는 곧바로 필자가 처방한 식사법과 생활습관을 실천했다. 그 후 얼마 되지 않아 몸에 온기가 도는 것이 느껴졌다. 그동안 그녀를 괴롭히던 변비도 나아 변 상태도 좋아지고 배변도 규칙적이 되었다. 속이 가볍고 편해졌지만 그 때문에 혹시나 배가 더 자주 고프지는 않을까 염려했는데 의외로 단것을 덜 찾게 되어 4분의 1 정도로 먹는 양이 줄었다. 단것을 먹더라도 양갱이나 전병 같은 화과자 위주로 먹었고 좀 모자란 듯싶으면 덩어리로 된 흑설탕을 먹었다. 워킹이나 반신욕으로 땀을 충분히 흘릴 기회가 많아지면서 피부 상태도 차츰 나

아졌다.

　이제는 세수 후에 얼굴에만 보습 크림을 조금 바를 정도가 되었다. 얼굴이 화사해지니 건강해 보인다는 말을 자주 들었다. 그래서 한동안 발길을 끊었던 백화점 화장품 코너에서 피부 나이를 진단해보았다. 결과는 '30대 후반'이라고 했다. 애쓴 보람이 있어 무척 기뻤다. 그보다 더 기쁜 일은 6개월 후에 당뇨 검사를 다시 한 결과 공복 시 혈당은 107mg/dl로, 당화혈색소는 5.6%로 크게 떨어진 것이다.

　현대 의학은 췌장에서 분비되는 인슐린이 부족해서 당뇨병이 생긴다고 설명한다. 그러나 동양의학에서는 신장을 비롯한 '신'의 기능이 떨어져서 당뇨병이 생기는 것이라고 본다. 석유난로에 불을 피우면 보통은 석유가 다 타서 없어지지만 거기에 물을 부으면 불완전 연소되어 석유가 남게 된다. 우리 몸에도 이와 마찬가지 현상이 일어난다. 신 기능이 떨어져 몸속에 불필요한 수분이 쌓이면 혈액을 비롯해 몸 전체가 차가워진다. 그러면 당분이 충분히 연소되지 못하고 혈액에 그대로 남아 '고혈당' 상태가 된다. 이런 원리로 당뇨병이 생기는 것이다.

　혈당이 지나치게 높은 데다 신 기능마저 떨어지면 세포에 충분한 수분이 공급되지 못한다. 당뇨병 환자들이 으레 갈증을 호소하는 이유도 이 때문이다. 온몸의 세포가 건조하면 피부도 메마른다. 당뇨병과 건조한 몸은 이처럼 깊은 관련이 있다.

고지혈증·비만

비만은 세포의 건조한 상태가 구체화되어 나타난 것이라고 할 수 있다. 본래 세포로 가야 할 수분이 세포 밖으로 흘러넘쳐 세포간질에 쌓이면 몸은 부풀어 물렁살이 되고, 정작 중요한 세포는 바싹 말라 쭈그러진다. 고지혈증도 마찬가지다. 세포가 건조하면 근육을 비롯한 온몸의 세포에서 지방 성분을 주기적으로 연소하지 못하므로 필요 이상으로 많은 지방 성분이 혈액에 쌓이게 된다. 따라서 어느 정도 나이가 들어 나타나는 비만을 예방하고 치료하려면 몸속의 과도

한 수분을 배출해서 건조한 세포를 촉촉하게 만들어야 한다.

몸속의 과도한 수분을 땀이나 소변으로 내보내고 배변 활동을 촉진하며 지방이나 당분을 연소하는 원동력은 바로 '열'이다. 그 열을 생성하려면 몸무게의 약 45%나 차지하는 근육을 단련해야 한다. 그 밖에 평소에 다음과 같은 생활습관을 실천하는 것이 좋다.

- 아침 식사로 생강·홍차를 마신다.
- 파란색·하얀색·녹색 식품보다 빨간색·검은색·주황색·노란색 식품을 충분히 먹는다.
- 1분에 90m 정도의 속도로 빠르게 걷는다. 1회 30분 이상 주 3~4회 한다.
- 목욕(되도록 생강욕이나 소금욕)이나 사우나로 땀을 흘린다. 수분을 배출하고 동시에 기화열로 열량을 소비하기 때문에 몸무게를 줄이는 데 도움이 된다.
- 대소변이 잘 나오게 하는 팥을 자주 먹는다. 냄비에 팥 50g과 물 600cc를 담아 물이 반으로 줄고 팥이 부드럽게 익을 때까지 약 30분간 푹 삶아 먹는다.
- 식이섬유가 풍부한 해조류, 두부, 곤약, 검은깨, 현미 등을 자주 먹는다. 이러한 식품은 배변 활동을 촉진하여 장에서 당분이나 지방이 혈액으로 흡수되지 못하게 방해한다.

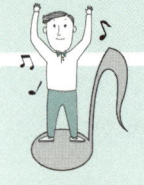

세포 보습으로 건강을 되찾은 사람들의 이야기

"비만과 무릎 통증에서 드디어 벗어났어요"

50세, 여성

N씨는 비만(키 155cm에 63kg)과 무릎 통증으로 고민하다 필자의 요양소를 찾았다. 집 안의 계단도 오르내리지 못할 만큼 오른쪽 무릎이 아팠다. 그러다 보니 자연히 외출도 꺼리게 되었고 이제는 일상적인 동작을 하기조차 힘겹다고 했다.

정형외과에서는 '변형성 무릎관절염'으로 진단하고 통증이 더 심해지면 수술을 해야 한다고 했다. 또 무릎에 가해지는 부담을 줄이려면 살부터 빼야 한다고 했다. N씨의 연령대에는 골다공증도 쉽게 일어나므로 매일 우유를 마셔 칼슘을 섭취하라는 말도 덧붙였다.

N씨는 의사의 조언대로 매일 우유를 300cc 이상 마시고 살을 빼기 위해 아침에는 우유와 생채소 샐러드만 먹었다. 또 식사 전에 미리 포만감이 들도록 물을 마셔서 과식을 방지했다.

그렇지만 이렇게 애를 썼는데도 몸무게가 오히려 3kg이나 불었다. 무릎 통증도 더 심해졌다. 결국 무릎에 물이 차서 수술 외에는 달리 치료 방법이 없다는 말을 들었다. 이런 아내의 고통을 보다 못한 남편이 필자의 요양소로 부인을 데리고 왔다.

N씨는 피부가 희고 작은 키에 살집이 있었다. "녹차와 과일을 좋아하느냐?"고 물었더니 "유명하다는 녹차는 다 구해서 마시는걸요. 감귤류도 매일 거르지 않고 먹고 있어요"라고 답했다.

몸이 건조해서 살도 찌고 무릎도 아픈 것이라고 말하자 그녀는 못 믿겠다는 표정을 지었다. 수분을 지나치게 섭취하면 몸 여기저기에 불필요한 물이 고여 그곳에 통증이 생기고 정작 중요한 뼈세포는 수분이 모자라서 메마르기 때문에 노화가 심해진다는 사실을 설명하자 그제야 고개를 끄덕였다.

N씨는 평소에 수분이 많은 음식을 자주 먹었다. 그것이 몸을 차게 만들어 결국 무릎에 통증을 일으켰다. 그걸 모르고 오히려 수분을 더 많이 섭취하는 바람에 몸 여기저기에 물웅덩이가 생겼다. 그러니 몸무게가 늘고 몸이 무겁고 나른해질 수밖에 없었다. 무릎에 물이 고였다는 것은 그곳이 물에 젖어 있다는 증거다. 수분을 빼앗긴 뼈는 메마르고 엉성해지기 때문에 골다공증이나 변형성 무릎관절염 같은 질환이 쉽게 일어난다.

그녀는 비만과 무릎 통증의 원인을 듣고 나서 자신이 왜 다이어트에 실패했는지 알았다고 했다. 필자가 N씨에게 내린 처방은 다음과 같다.

- 평소 즐겨 먹던 과일과 녹차를 줄이고 생강·홍차를 마신다.
- 우유나 생채소같이 몸을 차게 하는 음식은 피한다. 녹차나 우유를 마실 때는 강판에 간 생강을 넣어 마신다.
- 무릎에 부담이 가지 않을 정도로 몸을 움직인다.

그날부터 N씨는 필자가 일러준 건강식이법을 실천했다. 뿐만 아니라 아침에 일어나면 서서 발뒤꿈치를 들었다 내렸다 하는 체조를 하고 이틀에 한 번꼴로 오른쪽 무릎에 생강찜질을 했다. 집 안에만 있지 않고 장을 보러 가거나 집 근처로 산책을 나가기도 했다. 또 저녁마다 자연 소금을 넣고 반신욕을 했다.

이렇게 생활한 지 일주일이 지나자 아침에 하는 체조가 힘들지 않게 되었다. 또 소변량이 많아지더니 몸이 나른한 증상이 조금씩 완화됐다.

3주가 지나자 몸무게가 2kg 줄더니 두 달 만에 5kg이 줄었다. 그 후 반년이 더 지나자 몸무게는 처음보다 무려 10kg이나 줄었다. 그녀는 옷을 모두 새로 사야 할 판이라며 너스레를 떨었다. 무릎에는 더 이상 물이 고이지 않아 통증도 많이 나아졌다. 의사는 이런 상태라면 수술을 할 필요가 없으니 상태를 지켜보자고 했다.

　세포 보습으로 몸의 노화를 막는 생활습관을 꾸준히 실천한 지 일 년이 지난 지금 그녀는 마치 딴사람이 된 것처럼 움직임이 가벼워지고 집안일에도 적극적이다. 남편은 부인도 집안 살림도 빛이 난다며 만족해했다.

　N씨처럼 몸에서 불필요한 수분을 빼면 수분이 고여 있던 부위의 통증이 사라지고 비만도 해소된다. 그보다 더 큰 효과는 움직임이 유연하고 가벼워지는 등 온몸이 젊어지는 것이다.

심장 질환

　우리 몸 구석구석까지 혈액이 도달할 수 있는 것은 물론 심장 덕분이다. 그러나 이때 단순히 심장의 힘만 작용하는 것은 아니다. 근육, 특히 하체 근육의 도움이 필요하다. 세포가 충분히 흡수하지 못하고 남은 수분이 하체에 쌓이면(부종) 그 압박 때문에 혈관이 제대로 수축·확장하지 못해 혈액이 심장으로 원활하게 되돌아갈 수 없다.

　또 수분이 정체되어 신 기능이 떨어지고 하체의 근육마저 감소하면 자연히 모세혈관의 수도 줄어든다. 심장은 그로 인한 부담을 견디지 못하게 되고, 갈 곳을 잃은 다량의 혈액이 위(상체)로 모여 결국 관상동맥에까지 손상을 입힌다.

심장근육에 산소와 영양소를 공급하는 혈관(관상동맥)에 동맥경화 등이 생기면 혈관이 좁고 가늘어져 협착이 일어난다. 그로 인해 심장근육으로 가는 산소와 영양소가 줄어들면 협심증이 생길 수 있다. 갑작스런 가슴 통증은 협심증의 전형적인 증상이다.

더 심해지면 관상동맥에 혈전이 생겨 혈류가 막힌다. 이로 인해 심장의 전체 또는 일부에 공급되는 산소와 영양소가 급격하게 줄어들면 심장근육의 조직이나 세포가 괴사하는 심근경색이 일어난다.

심근경색의 통증은 대개 가슴의 정중앙 또는 약간 왼쪽에서 일어나고 왼쪽 어깨나 왼손, 턱으로 퍼지기도 한다. 이 같은 통증이 15분 이상 지속될 때는 곧바로 병원에 가야 한다.

현대인은 하체의 동맥보다 상체의 동맥이 막혀 일어나는 뇌경색이나 심근경색 등의 질병을 많이 앓는다. 동양의학에서는 이 같은 질병이 하체의 쇠약, 즉 '신허'에서 비롯된다고 설명한다.

심장은 세포가 건조한 것과는 아무 관련이 없어 보이지만 사실은 세포가 건조하면 할수록 심장이 큰 손상을 받게 된다. 심근경색 등의 심장 질환이 더욱 심해져서 심부전 상태가 되면 하지에 부종이 시작된다. 그리고 폐, 간, 비장, 장 등 다양한 장기에 수분이 쌓여 심할 때는 하루에 500g~1kg씩 몸무게가 는다.

이때 사용하는 것이 이뇨제다. 이뇨제를 이용해 세포 밖에 쌓인 수분을 소변으로 배출하면 수축력이 떨어진 심근이 활력을 되찾아 죽음의 위기에서 벗어날 수 있는 것이다.

따라서 심장 질환을 예방하거나 치료하려면 배뇨 활동을 촉진해서 세포가 건조해지는 것을 막고 하체를 단련해야 한다.

- 육류, 무정란, 우유, 버터 등을 많이 먹는 서구식 식사는 동맥경화의 원인이 되므로 되도록 삼간다. 대신 생선과 어패류를 많이 먹는다. 생선과 어패류에 풍부한 EPA, DHA 등의 지방산과 타우린은 동맥경화와 혈전 형성을 막는 데 도움이 된다.
- 염교를 매일 3~5개 먹는다. 염교를 비롯해 부추, 마늘, 파 등의 백합과 알리움(Allium)속 식물은 관상동맥을 확장시켜서 혈액순환을 좋게 한다. 또 심근의 기능을 강화하는 비타민 B_1도 풍부해 협심증과 심근경색을 예방하고 치료하는 데 도움이 된다.
- 1분에 40m 정도의 속도로 아주 천천히 걷는 슬로 워킹을 하루에 약 30분씩 주 3~4회 실시한다.
- '난유'를 마신다. 만드는 법은 다음과 같다.
  달걀노른자(되도록 유정란) 10개를 팬에 담아 강한 불로 가열하면서 나무 주걱으로 계속 저어준다. 달걀노른자가 타서 연기가 나더라도 계속 저어주면 검고 끈적거리는 기름(난유)이 생긴다. 불을 끄고 이 기름을 면포 등에 걸러서 마신다.

난유는 시원하고 직사광선이 비치지 않는 곳에 두면 오래 보존할 수 있다.

- 굴이 제철일 때 많이 먹는다. 굴에 풍부한 타우린은 심근경색의 원인이 되는 혈전의 형성을 예방·치료하고, 심근을 강화하여 관상동맥의 수축을 막아준다.
- 아침 식사로 당근·사과·양파 주스를 매일 마신다. 당근 2개(약 400g, 갈면 240cc)와 사과 2/3개(약 200g, 갈면 160cc) 양파(약 20g, 갈면 12cc)를 갈아서(약 412cc, 2컵 조금 더 되는 양) 마신다.

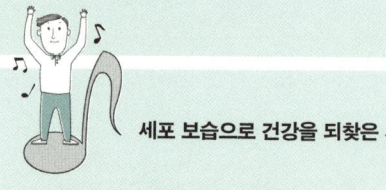

세포 보습으로 건강을 되찾은 사람들의 이야기

"관상동맥 수술 후의
불쾌 증상을 극복했어요"

52세, 남성

    A씨는 다니던 회사를 그만두고 사업을 시작한 후로는 하루도 바쁘지 않은 날이 없었다. 키 170cm에 몸무게 70kg의 다부지고 균형 잡힌 체격을 자랑하던 그였지만 잦은 회식 탓에 잠깐 사이에 몸무게가 5kg이나 불었다. 게다가 스트레스도 심했다.

    50세에 받은 건강검진에서 관상동맥(심장을 둘러싼 동맥) 협착이 발견되었다. 관상동맥 3가닥 중 2가닥에서 90% 이상 협착이 일어난 상태라서 카테터(catheter)라는 가는 관을 삽입해서 혈관을 넓히는 수술을 받았다.

    수술은 성공했지만 그 후에 극심한 무력감에 시달려야 했다. 아무것도 하고 싶지가 않았다. 열 가지가 넘는 약을 처방받았지만 왠지 약만 먹으면 식욕과 기력이 더 떨어졌다. 의사에게 이런 증상을 호소했으나 그럴 리가 없다며 기분 탓이라고 했다.

수술 후 석 달쯤 되었을 때 부정맥 발작이 연달아 일어났다. 그 후 여섯 달 동안에 네 번이나 한밤중에 구급차를 불러야 했다. 자리에 누워 더는 살고 싶지 않다며 절망하는 남편을 보다 못한 부인이 남편과 함께 필자의 요양소를 찾았다.

A씨는 눈이 풀린 멍한 표정으로 계속 오한을 호소했다. 평소에 어떤 음식을 주로 먹는지 물었더니 의사의 지시대로 염분 섭취를 되도록 피하고 영양이 있는 우유와 비타민이 풍부한 생채소를 매일 먹는다고 했다.

아니나 다를까. 그런 식생활로는 증상이 좋아질 리 없었다. 나는 환자에게 부정맥 같은 심장 질환이나 우울감이 '냉증'이나 '건조'와 어떤 관련이 있는지를 설명했다. 수술 후의 잘못된 식생활이 냉증과 건조를 부추긴 이유도 알려주었다.

A씨는 세포가 건조해지는 것을 막기 위해 몸이 원하는 만큼의 염분을 섭취하고 다음의 식단과 식사법을 열심히 지켰다.

- **아침 식사**: 당근·사과 주스 2잔 반과 생강·홍차 1잔을 마신다.
- **점심 식사**: 버섯과 토란, 감자, 고구마 등의 뿌리채소를 끓여 만든 장국에 삶은 메밀국수를 말아 먹는다. 낮에 배가 출출하면 흑설탕을 넣은 생강·홍차를 마신다.

● **저녁 식사:** 신선한 어패류 조림이나 구이, 검은콩, 차조기 잎이 들어간 음식, 점심에 조리하고 남은 뿌리채소를 중심으로 한 한식을 먹는다.

이런 식생활을 한 지 일주일이 지나자 그동안 시달렸던 권태감과 무력감이 훨씬 덜해졌다. 몸이 가벼워지고 시장기도 느꼈다. 더 이상 오한도 나지 않았다. 이후 부정맥 발작은 일어나지 않았다. A씨의 이런 상태를 보고 의사는 카테터 삽입 수술 후에 이렇게 건강해진 사례는 드물다며 복용하는 약도 두 가지로 줄여주었다.

딱히 다이어트를 한 것도 아닌데 75kg이던 몸무게가 여섯 달 만에 65kg이 되었다. 수술 후에 몸 상태가 악화되면서 검게 변했던 손톱도 다시 분홍색으로 돌아왔다.

A씨는 잦은 과식 등으로 인해 신 기능이 떨어지면서 몸에 불필요한 수분이 쌓여 결국 심장 기능마저 약해진 경우다. 이런 상태에서 수술 후 잘못된 식사로 몸이 차가워지고 수분이 더 쌓이자 부정맥 발작이나 우울증 같은 다른 증상들도 나타났던 것이다.

손톱 색이 검게 변한 이유도 몸속에 불필요한 수분이 고여 오히려 세포가 메말랐기 때문이다. 손톱의 색이 원래대로 돌아온 것은 세포 보습으로 건강을 회복했다는 증거인 셈이다.

위장 질환

몸이 건조한 사람에게 나타나는 특징적인 증상 가운데 하나가 위·십이지장 질환이다. 세포로 흡수되지 못한 수분이 위나 장 같은 주머니 모양의 기관에 쌓이는 것이 원인이다.

위장에 물이 고이면 배가 더부룩하고 가스가 차는 복부 팽만감을 느끼게 된다. 또 수분의 무게 때문에 위가 아래로 처지면 위하수증이 된다. 건조한 몸속 상태를 개선하고 위장에 물이 고이지 않게 하는 데는 다음 방법이 효과적이다.

● 생강·홍차를 마신다.

● 매실·간장·번차를 마신다.

● 검은콩을 흑설탕에 조려 매일 먹는다.

● 양배추를 자주 먹는다. 양배추에는 항궤양 작용을 하는 비타민 U(가열하면 파괴된다)와 지혈 작용을 하는 비타민 K가 들어 있다. 잘게 썬 양배추를 가다랑어포와 간장에 버무려 매일 먹거나, 생채소는 몸을 차게 할 염려가 있으므로 가볍게 익혀 먹는 것도 좋다. 양배추 약 200g을 믹서로 갈아 살짝 데워 잘 씹어 먹는 방법도 있다.

● 당근·사과·양배추 주스를 매일 마신다. 당근 2개(약 400g, 갈면 240cc)와 사과 2/3개(약 200g, 갈면 160cc), 양배추(약 100g, 갈면 70cc)를 갈아서(약 470cc, 2컵 반) 마신다.

● 차조기 생강탕을 매일 마신다. 차조기 잎 2~3장을 불에 그슬려 바삭해지면 손으로 부셔 찻잔에 넣는다. 여기에 생강즙을 5~10방울 넣고 찻잔의 반 정도 차도록 뜨거운 물을 부어 마신다.
차조기 잎과 생강은 위장을 따뜻하게 하고 기분을 편안하게 하므로 스트레스 해소에도 좋다.

● 증상에 맞게 물 온도를 조절하여 매일 목욕한다. 42℃ 정도의 뜨거운 물에 들어가면 교감신경이 긴장하여 위액의 분비가 줄어들기 때문에 위·십이지장 궤양을 치료하는 데 효과가 있다.

그러나 잠자리에 들기 전이라면 38~40℃ 정도의 물에서 하는 것이 적당하다. 미지근한 물에 조금 오래 몸을 담그면 부교감 신경이 활성화되기 때문에 위액의 분비가 촉진되어 위장 운동이 활빌해진다. 평소 위가 약해서 소화가 잘되지 않거나 위하수증이 있는 사람에게 좋다.

● 불쾌한 증상이 나타나는 위장 부위에 생강찜질을 한다.

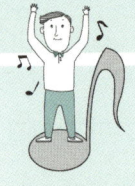

세포 보습으로 건강을 되찾은 사람들의 이야기

"간 기능이 회복되고 노화 현상도 멈추었어요"

30세, 남성

M씨는 학생 때부터 럭비를 즐기던 스포츠맨으로, 키 175cm에 몸무게 65kg의 다부진 체구에 근육질 몸매가 자랑거리였다. 사회생활을 시작하면서 차츰 운동과 멀어졌지만 식습관만은 변함이 없었다. 여전히 기름진 음식을 즐기고 청량음료도 자주 마셨더니 몸무게는 81kg까지 불었다.

더 심각한 문제는 이제 겨우 서른이라는 젊은 나이인데도 늘 피곤하고 기운이 없다는 것이었다. 이렇게 권태감에 시달리다 보니 매사에 의욕이 없고 업무 처리에도 실수가 잦았다. 직장 상사에게 태만하다는 꾸지람을 들어도 도저히 긴장이 되지도 활력이 생기지도 않았다. 최근에는 흰머리도 눈에 띄게 늘었다.

견디다 못해 종합병원을 찾아 건강검진을 받았더니 감마지티피가 86U/L로 나왔다. 정상 수치인 11~63U/L(남자)를 넘어선 것이다. 의사는 지방간이라는 진단을 내리며 식생활을 개선하라고 강조했다.

그런데 아무래도 이상했다. 맥주 한 모금에도 얼굴이 시뻘게질 정도라서 술을 마시지 않는데도 어떻게 지방간이 될 수 있는지 이해할 수 없었다. 그 일로 근심에 빠지자 부인이 필자의 책을 알려주었다고 한다. 그 책에 '술을 마시지 않아도 감마지티피가 높은 사람은 대개 몸속에 불필요한 수분이 쌓여 있고 차나 청량음료를 많이 마시는 경향이 있다' 라는 구절이 있었는데, 마치 자신을 두고 하는 말 같았다고 한다.

그는 곧장 책에 있는 식단과 식사법을 따르기 시작했다. 직장에서도 목이 마를 때마다 생강·홍차를 마셨다. 생강·홍차가 싫증나면 우롱차나 보리차를 마시기도 했다. 처음에는 그토록 좋아하던 청량음료를 멀리하기가 쉽지 않았는데 막상 2주 정도 지나자 청량음료를 마셔도 예전만큼 맛있지가 않았다.

또 학생 때의 운동량에는 못 미치겠지만 조금이라도 신체 활동을 늘려야겠다고 생각해서 매일 스쿼트를 1세트에 10회씩 3세트를 했다. 또 때때로 아침 일찍 일어나 집 근처를 1km 정도 가볍게 뛰기도 했다.

과거에 운동을 즐긴 그였지만 오랜만에 몸을 움직였더니 여간 힘든 게 아니었다. 그래도 곧 익숙해져서 땀을 흘리고 나면 기분이 무척 상쾌했다. 운동 후에는 샤워 대신 욕조에 들어가 충분히 몸을 덥혀 목욕을 했다.

이렇게 생활한 지 일주일쯤 되자 왠지 몸의 움직임이 민첩해진 느낌이 들었다. 소변량도 크게 늘었다. 몸무게도 2주 만에 2kg이 줄더니 석 달 동안에 5kg이 줄었다.

걱정했던 간 기능 수치도 두 달 만에 정상으로 돌아왔다. 의사는 지방간은 더 이상 염려하지 않아도 된다고 했다. 이런 변화를 누구보다 반가워한 사람은 M씨의 부인이다. 예전에는 사소한 일에도 크게 화를 내던 남편이 요즘에는 무척 온화해졌다며 기뻐했다.

M씨도 자신이 이제 신경질적이지 않고 직장 일에도 적극적으로 변한 것을 느낄 수 있었다. 그러고 보니 흰머리도 더는 늘지 않았다. 그는 건강을 위해 앞으로 5kg 정도 더 감량할 생각이라고 했다.

M씨처럼 일상적으로 운동을 하던 사람이 운동을 그만두고 나서도 이전과 똑같이 먹고 마시면 몸에 불필요한 수분이 쉽게 쌓여 간 기능 수치가 오를 수 있다. 또 수독에서 비롯된 권태감이나 우울감에 시달리거나 사소한 일에 화를 내고 공격적이 되기도 한다.

이럴 때 적극적으로 세포 보습에 힘을 쓰면 증상을 개선할 수 있다. 흰머리가 더 늘어나지 않게 된 것은 세포의 건조가 멈추면서 동시에 노화의 진행에도 제동이 걸렸기 때문일 것이다.

허리 및 무릎 통증

　　냉증과 수분은 다양한 종류의 통증을 일으킨다. 몸 여기저기에 쌓인 불필요한 수분으로 인해 세포는 더욱 건조해지고 신체 여러 부위의 조직이 엉성해진다.

　　허리와 무릎은 특히 물이 고이기 쉬운 관절 부위이기 때문에 통증이 더 잘 생긴다. 수분이 관절에 냉증을 일으켜 통증을 유발하고 동시에 주변 세포와 뼈를 건조하게 만들기 때문에 통증이 만성화되는 경우가 많다.

서양의학에서는 진통제를 써서 통증을 다스리지만 효과는 일시적이다. 진통제는 대부분 해열 작용을 하기 때문에 몸이 차가워져서 통증이 다시 일어난다. 결국은 계속해서 진통제에 의존할 수밖에 없게 된다.

이와 반대로 근본 원인을 치료하는 약도 있다. 동양의학 처방인 갈근탕(葛根湯)은 몸을 덥혀 땀을 내고 통증을 없애므로 감기뿐만 아니라 어깨 결림이나 두통에도 효과가 좋다. 류머티즘을 치료하는 데 쓰이는 계지가출부탕(桂枝加朮附湯)은 몸을 덥히고 이뇨 작용을 한다. 모두 몸을 덥혀 불필요한 수분을 몸 밖으로 내보냄으로써 몸속이 건조해지는 것을 막아 통증을 가라앉힌다.

온종일 컴퓨터 앞에 앉아 일하거나 장시간 운전을 했을 때 근육이 피로해서 오는 요통, 척추 변형으로 인한 요통, 변형성 무릎관절증 같은 만성화된 통증을 가라앉히는 데는 몸을 덥히고 쇠약해진 근력을 단련하는 방법이 효과적이다.

그러나 허리나 무릎에 염증이 생겨 나타난 급성 증상은 몸을 덥히면 오히려 악화될 수 있다. 타박이나 염좌에 의한 통증이 있을 때는 2~3일간 목욕을 피하고 냉찜질을 하는 것이 좋다.

만성적인 허리와 무릎 통증을 가라앉히는 데는 다음의 방법이 효과적이다.

- 몸을 따뜻하게 하고 이뇨 효과가 뛰어난 생강·홍차를 마신다. 생강의 매운맛을 내는 성분인 진저롤과 진저론(zingerone)이 진통 작용을 한다.
- 전신욕 후에 다시 반신욕을 한다. 반신욕을 하면 하체의 혈액순환이 잘되어 몸이 따뜻해지고 땀이 나기 때문에 허리 아래의 통증이 덜해진다. 또 반신욕을 꾸준히 하면 몸속의 불필요한 수분이 배출되어 신 기능이 좋아지므로 세포가 촉촉해지고 노화도 느려진다. 생강욕이나 소금욕도 혈액순환에 좋다.
- 족욕을 한다.
- 환부에 생강찜질을 하면 혈액순환이 잘되어 통증이 가라앉는다.

만성 요통을 개선하는 생활습관

- 매일 마를 먹고 당근·양파 주스를 마신다. 당근 2개(약 400g, 갈면 240cc)와 양파(약 100g, 갈면 70cc)를 갈아(약 310cc, 2컵 조금 못 되는 양) 마신다. 속이 쓰리면 양파의 양을 반으로 줄인다.
- 복대를 하고, 낮에도 환부에 온찜질팩을 붙인다.
- 허리에 무리가 가지 않는 범위에서 등·엉덩이·넓적다리의 근육을 단련하는 체조를 한다. 아래 그림과 같이 배를 바닥에 붙

이고 양다리를 모은 상태에서 엉덩관절을 늘리듯이 발끝을 위로 들어 활 모양으로 젖힌다.

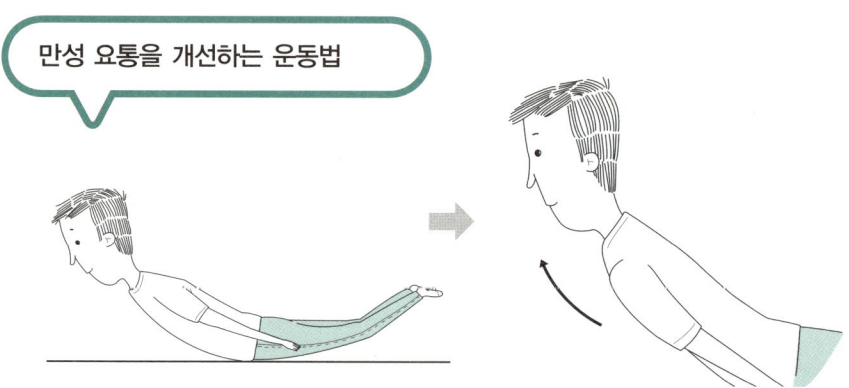

만성 요통을 개선하는 운동법

배를 바닥에 붙이고 양다리를 모은 상태에서 엉덩관절을 늘리듯이 발끝을 위로 들어 활 모양으로 젖힌다.

만성 무릎 통증을 개선하는 생활습관

- 무릎에 부담을 주지 않는 범위에서 자주 걷는다.
- 무릎에 무리가 가지 않는 범위에서 넙다리네갈래근(넓적다리 앞면의 근육)을 단련한다. 아래 그림과 같이 의자에 앉아서 하는 간단한 운동으로 무릎을 튼튼하게 한다.

> 만성 무릎 통증을 개선하는 운동법

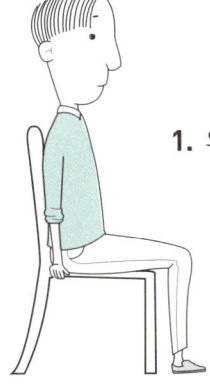

1. 의자에 앉는다.

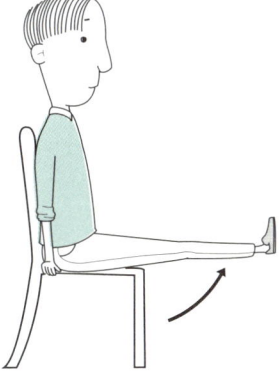

2 양다리를 뻗어 위로 올린다.

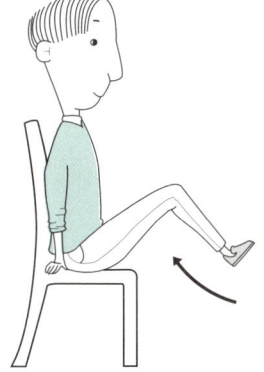

3. 무릎을 구부린다. **2**와 **3**의 동작을 연속해서 10회 하는 것을 1세트로 하여 모두 5세트 실시한다.

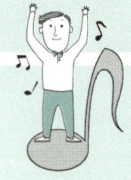

세포 보습으로 건강을 되찾은 사람들의 이야기

"하체의 살이 빠지고 허리·다리 통증이 사라졌어요"

55세, 여성

F씨는 3년쯤 전부터 허리가 아프기 시작하더니 이제는 다리까지 저려왔다. 의사는 요추·척추관 협착증이라며 척추관이 좁아져서 다리로 가는 신경이 눌려 허리와 다리에 통증과 저린 느낌이 나타난다고 설명했다. 골밀도 검사 결과마저 70대 노인 수준으로 나타나 골다공증으로 진단을 받았다.

F씨는 키 155cm에 몸무게 54kg으로, 그렇게 살이 찐 편은 아니었다. 그런데 50대에 들어서면서 상체와 하체의 균형이 무너져 하의를 상의보다 두 치수 이상 크게 입어야 겨우 들어갈 정도가 되었다.

허리와 다리의 통증도 괴로웠지만 우선은 이런 하체 비만 체형에서 얼른 벗어나고 싶었다. 이런 사정을 알게 된 친구가 필자의 건강법을 일러주자 그녀는 열심히 따랐다.

아침에는 식사 대신 생강·홍차 2잔을 마시고 점심에는 메밀국수를 따뜻한 국물에 말아 미역을 넣거나 마 간 것을 위에 얹어서 먹었다. 저녁에는 평소대로 먹되 양을 20% 정도 줄였다. 허기가 지면 생강·홍차를 마시거나 초콜릿이나 전병을 조금 먹었다.

허리가 아프다고 마냥 누워만 있는 것도 좋지 않을 것 같아 허리에 무리가 가지 않는 범위에서 집 근처를 걷거나 스쿼트를 1세트에 5~6회씩 3세트 정도 했다.

허리가 많이 아플 때는 허리에 생강찜질을 하거나 반신욕(생강욕)을 했다. 또 매실·간장·번차나 갈탕을 마셨다.

이렇게 생활한 지 한 달도 되기 전에 배 주위부터 살이 좀 빠지기 시작하더니 꽉 끼던 치마가 약간 헐렁해진 느낌이 들었다. 몸무게는 2kg밖에 줄지 않았지만 하체의 살이 빠진 덕에 전체적으로 날씬해 보였다. 허리 통증이 좀 덜해지자 늘 구부정하던 등도 펴져 걷는 모습이 씩씩해 보인다는 말도 들었다.

이런 변화에 힘을 얻은 F씨는 이 건강법을 꾸준히 지켜 반년 사이에 4kg을 감량했다. 허리둘레도 70cm에서 62cm로 줄었다.

같은 자세로 오래 있을 때를 제외하면 허리도 더는 아프지 않았고 다리 저림도 사라졌다. 다이어트 효과를 기대하고 시작한 건강법으로 요통까지 치료한 셈이다.

1년 후 다시 골밀도 검사를 한 결과 같은 연령대의 골밀도 범위에 들 만큼 회복되어 골다공증에 대한 불안도 떨칠 수 있었다.

    F씨처럼 유독 하체에 살이 찐 사람은 하체에 불필요한 수분이 쌓여 있는 경우가 많다. 그 때문에 뼈를 비롯한 신체 조직과 기관에 수분이 부족하여 건조해지고 결국 골다공증 같은 심각한 질환에 이르게 된다. F씨가 실천한 식사법과 운동은 하체의 수분을 배출하여 세포를 보습하는 효과가 있었기에 예전의 몸매를 되찾고 허리와 다리의 통증도 가라앉힐 수 있었던 것이다.

골다공증

나이가 들어 뼈의 양이 줄고 뼈가 약해지면 쉽게 골절이 일어난다. 이런 상태나 질환을 골다공증이라고 한다. 특히 여성은 폐경기에 여성호르몬 분비가 줄면 골밀도가 감소하므로 골다공증의 위험이 높아진다.

이런 이유로 골다공증을 막기 위해 여성호르몬 대체요법을 권하는 의사도 있다. 또 칼슘이 부족해도 골다공증이 생긴다며 우유를 많이 마시라고 권하기도 한다. 그러나 아직까지 현대 의학에는 골다공증을 근본적으로 예방하거나 치료할 수 있는 방법이 없다.

나이가 들어 뼈가 약해지는 것은 어쩔 수 없는 일이라고 생각하겠지만 사실 그 속도는 사람마다 다르다. 말린 생선이나 시든 나뭇가지를 보면 알 수 있듯이 인간의 몸도 수분을 잃으면 마치 스펀지처럼 여기저기에 구멍이 생긴다. 뼈가 약해지는 원인도 '뼈의 건조'에 있는 셈이다.

메마른 뼈세포가 수분을 충분히 흡수하면 뼈조직이 치밀해져서 골다공증도 예방할 수 있다. 그러려면 우선 뼈 주변 근육의 혈액순환이 잘되어야 한다. 골다공증을 예방하는 데는 다음 방법이 효과적이다.

- 생강·홍차를 마신다. 생강·홍차는 뛰어난 이뇨·보온 작용으로 불필요한 수분을 배출하여 세포의 건조를 막고 혈액순환도 촉진한다.
- 매일 워킹이나 스쿼트로 하체의 근력을 키운다. 이런 운동으로 근육을 덥히면 하체의 혈액순환이 잘되기 때문에 뼈의 건조 상태도 완화할 수 있다.
- 플라밍고 체조를 한다(177쪽 참조). 이 체조는 쇼와 대학 정형외과의 사카모토 게조(阪本桂造) 교수가 골다공증을 예방하기 위해 만든 것이다. 한 다리로 각각 1분간 서 있을 때 다리뼈가 받

는 부하는 53분간 걸었을 때 받는 부하와 같다.
- 생강욕이나 소금욕을 이용해 충분히 땀을 흘린다. 반신욕이나 사우나를 해도 좋다. 몸을 덥혀 과도한 수분을 배출하면 뼈가 건조해지는 것을 막을 수 있다.

> 골다공증을 예방하는 플라밍고 체조

1. 그림과 같이 한쪽 발을 바닥에 붙이고 다른 쪽 발을 무릎 안쪽에 댄다.

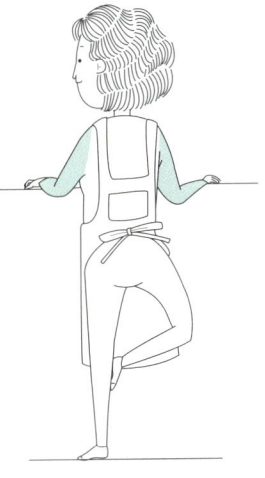

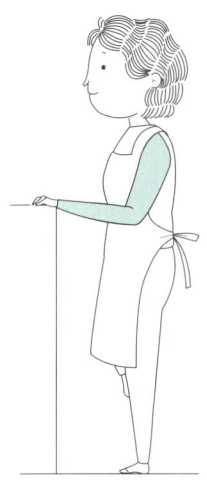

2. 이 상태로 1분간 그대로 서 있는다. 다리를 바꿔 같은 동작을 한다. 아침저녁으로 하면 효과적이다.

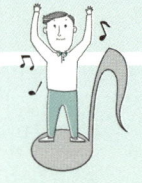

세포 보습으로 건강을 되찾은 사람들의 이야기

"골절된 부위가 빨리 회복되었어요"

38세, 남성

지인의 아들인 I군은 얼마 전 마당에서 정원 일을 돕다가 그만 오른손 위로 벽돌이 떨어지는 바람에 집게손가락 뼈가 부러지고 말았다. 정형외과에서는 3주간 깁스를 하고 그동안은 되도록 손을 움직이지 말라고 했다.

불편하기는 했지만 I군은 의사의 지시대로 오른손을 거의 쓰지 않고 지냈다. 3주 후 깁스를 풀고 X선 검사를 했다. 그런데 어찌된 일인지 부러진 뼈가 아직 덜 붙었다며 다시 깁스를 해야 한다고 했다.

이런 이야기를 듣고 필자는 I군에게 다음과 같이 설명했다.

"손가락 근육을 전혀 사용하지 않으면 혈액순환이 잘되지 않아 본래 근육이나 뼈로 가야 할 영양과 산소, 수분이 제대로 전달되지 못한다. 그 때문에 뼈세포가 수분을 충분히 공급받지 못해 건조해지고 조직도 엉성해진다. 그러니 회복이 더딜 수밖에 없는 것이다. 따라서 이런 상태에서는 통증을 느끼지 않을 정도로 손가락을 조금씩 움직여주는 것이 좋다. 그래야 혈액순환이 잘돼서 뼈가 건조해지지 않고 골절 부위도 빨리 낫는다. 나무도 마찬가지다. 시든 나무는 바싹 말라 있어 조금만 힘을 줘도 뚝 부러지고 만다. 그러나 싱싱하고 수분이 풍부한 나무는 유연하기 때문에 웬만해서는 부러지지 않는다."

처음에 I군은 내 설명이 못 미더운 듯 주저했지만 결국은 아프지 않게 요령껏 손가락을 움직인 모양이다. 일주일이 지나 다시 X선 검사를 했더니 이번에는 뼈가 완전히 붙었다고 했다.

뼈가 부러졌을 때 깁스로 골절된 부위를 고정했다면 초기에는 움직이면 안 된다. 그러나 어느 정도 시간이 지나면 조금씩 주변 근육을 움직여주어야 뼈가 빨리 붙는다. I군에게 설명한 대로 골절된 부위의 혈액순환이 잘되어야 뼈가 건조해지지 않기 때문이다.

갱년기장애

우리 몸에서 냉증이 잘 일어나는 곳에는 대개 불필요한 물웅덩이가 있다. 자연히 주변 세포들은 수분이 부족해서 메마르게 된다. 이런 점에서 냉증은 몸속이 건조해졌음을 알려주는 위험 신호 역할을 한다.

특히 아랫배가 찬 여성들 가운데는 배꼽을 경계로 위아래의 온도가 크게 차이 나는 이들이 많다. 아랫배에 냉증이 생기면 그곳에 있는 자궁과 난소의 세포가 건조해지고 혈액순환도 잘되지 않는다. 그러면 혈액과 열이 정체되어 결국 위로 올라온다.

그로 인해 얼굴이 화끈거리고 땀이 나며 숨참, 어깨 결림, 구역질, 기침 등의 증상이 나타난다. 또 짜증과 신경질이 심해지고 불안, 불면증 등이 생긴다. 이처럼 '밑에서 위로 치밀어 오르는 증상'이 자주 나타나는 것이 흔히 말하는 갱년기장애다.

갱년기장애를 개선하는 데는 다음과 같은 방법이 효과적이다.

- 우엉을 많이 먹는다. 우엉에는 여성호르몬의 분비를 촉진하는 아르기닌(arginine)이 들어 있다. 간장 등으로 양념해 볶아 먹거나 된장국에 넣어 먹으면 좋다.
- 검은콩을 흑설탕에 조려 먹는다. 동양의학에서는 신(신장, 비뇨기, 생식기)의 기운이 부족할 때 검은콩이 좋다고 한다.
- 무청을 많이 먹는다. 무청은 혈액순환을 도와 노폐물(어혈)을 없애므로 부인병에 효과가 있다. 된장국에 넣어 먹으면 좋다.
- 생강·홍차에 흑설탕 대신 박하사탕을 넣어 하루에 3~4잔 마신다. 기운이 위로 치미는 증상에 효과가 있다.
- 매일 목욕 후에 아랫배에 생강찜질을 한다.
- 42℃ 정도의 물에 족욕을 한다.

빈뇨

신 기능이 떨어지면 세포로 가야 할 수분이 주머니 모양의 기관이나 움푹 들어간 부위, 세포간질 등 불필요한 곳에 고여 몸이 차가워진다. 그 영향은 소변이 자주 마려운 빈뇨 증상으로 나타난다.

몸이 더 건조해지지 않으면 빈뇨도 낫는다. 평소에 하체를 단련하고 다음과 같은 생활습관을 실천하는 것이 중요하다.

- 뿌리채소(우엉, 당근, 연근)를 많이 먹는다. '상사 이론'에 따르

면 인간의 하체는 식물의 뿌리에 해당하므로 우엉, 당근, 파, 양파를 매일 챙겨 먹는 것이 좋다. 간장 등으로 양념해 볶아 먹거나 샐러드(양파, 무, 미역을 얇게 썰어 간장 드레싱으로 버무린 것)로 먹는다.

- 신허에 좋은 마를 많이 먹는다. 마를 강판에 갈아 메밀국수나 밥 위에 얹어 먹는다. 마에 매실장아찌를 곁들여 먹으면 좋다. 술을 즐기는 사람은 마로 담근 술(144쪽 참조)을 잠자리에 들기 전에 30㎖ 정도 마신다.
- 등 아래쪽의 신장이 위치한 부위에 좌우로 생강찜질을 한다. 또 매일 복대를 하고 온찜질팩을 붙인다.
- 생강·홍차를 하루에 3잔 이상 마신다.
- 팥을 삶아 먹는다.
- 워킹과 스쿼트로 하체를 단련한다.
- 전신욕 후에 따뜻한 물로 샤워를 하고 조금 쉬었다가 다시 반신욕을 한다. 이렇게 하면 하체의 혈액순환이 잘된다.

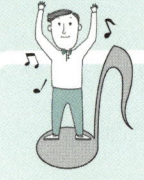

세포 보습으로 건강을 되찾은 사람들의 이야기

"심한 갈증과
 빈뇨가 멈췄어요"

64세, 여성

    G씨는 넉 달 전부터 빈뇨에 시달렸다. 소변이 찔끔찔끔 지리듯이 나와 양은 얼마 되지 않았지만, 시도 때도 없이 요의가 느껴졌다. 심할 때는 10분마다 화장실을 들락거려야 했다. 어딜 가도 무얼 해도 화장실 갈 생각부터 해야 하니 이만저만 불편한 것이 아니었다.

    소변이 마렵지 않게 수분 섭취를 제한했더니 이번에는 갈증 때문에 견딜 수가 없었다. 비뇨기과에서 검사를 받았으나 방광염 등을 일으킬 만한 세균은 발견되지 않았다. 의사는 신경성이라며 신경안정제를 처방해주었다. 하는 수 없이 약을 먹었지만 효과가 없자 결국 필자의 병원을 찾았다.

    이야기를 자세히 들어보니 소변이 잦은 증상이 나타나기 석 달쯤 전부터 배와 넓적다리, 발끝에 심한 냉증이 생겼다고 했다. 여름인데도 양말을 겹쳐 신지 않으면 잠을 잘 수 없을 정도라고 했다. 환자의 배를 만졌더니 냉기가 돌고 손끝으로 두드려보니 출렁출렁하는 물소리(진수음)가 들렸다.

필자는 G씨에게 지금 겪고 있는 빈뇨가 냉증으로 인해 몸이 건조해져서 생긴 것이라고 설명하고 다음 방법을 실천하게 했다.

- 매일 복대를 하고 온찜질팩을 붙인다.
- 천천히 시간을 들여 목욕한다. 되도록 반신욕도 함께 한다.
- 좌우의 신장 부위에 생강찜질을 한다.
- 생강·홍차를 하루에 3잔 이상 마신다.
- 팥을 삶아 먹는다.

그런데 G씨는 아침상을 며느리가 차리고 가족이 함께 식사를 하기 때문에 자신만 다른 음식을 먹기가 곤란하다고 했다. 그래서 평소 식단에서 생채소 샐러드같이 몸을 차게 하는 반찬을 빼고 양을 좀 줄여서 먹기로 했다.

이렇게 생활한 지 얼마 되지 않았는데 소변량이 크게 늘었다. 1시간 간격으로 찾아오던 요의도 2~3시간으로 간격이 뜸해지더니 2주가 되기도 전에 잦은 소변이 멈추고 갈증도 사라졌다.

그녀는 증상이 다 나은 후에도 필자가 일러준 식생활을 계속 지

컸고 그 덕인지 몸도 건강해졌다.

  G씨는 냉증이 심해 신 기능이 떨어지고 그로 인해 세포로 가야 할 수분이 다른 곳에 쌓여 몸이 더 차가워졌다. 바짝 마른 세포는 갈증을 통해 말라간다는 신호를 보내고 몸은 불필요한 수분을 배출하려고 자주 요의를 일으켰던 것이다. 그래서 세포가 더 건조해지지 않게 생활습관을 바꾸자 갈증도 사라지고 잦은 소변도 멈춘 것이다.

노안 · 안구건조증

　동양의학에서는 하체의 기운이 떨어지면(신허) 눈의 기운도 떨어진다고 설명한다. 신 기능이 약해지면 눈의 피로, 노안, 안구건조증, 백내장 같은 다양한 증상이 일어난다.
　노안은 노화 현상의 하나로, 수축과 이완을 통해 수정체의 두께를 조절하는 모양체근(모양체를 구성하는 민무늬근)이 제 기능을 하지 못해 일어난다. 노안이 되면 멀리 있는 것은 잘 보이고 가까이 있는 것은 흐리게 보인다. 모양체근의 세포가 건조해지면 탄력이 떨어지기

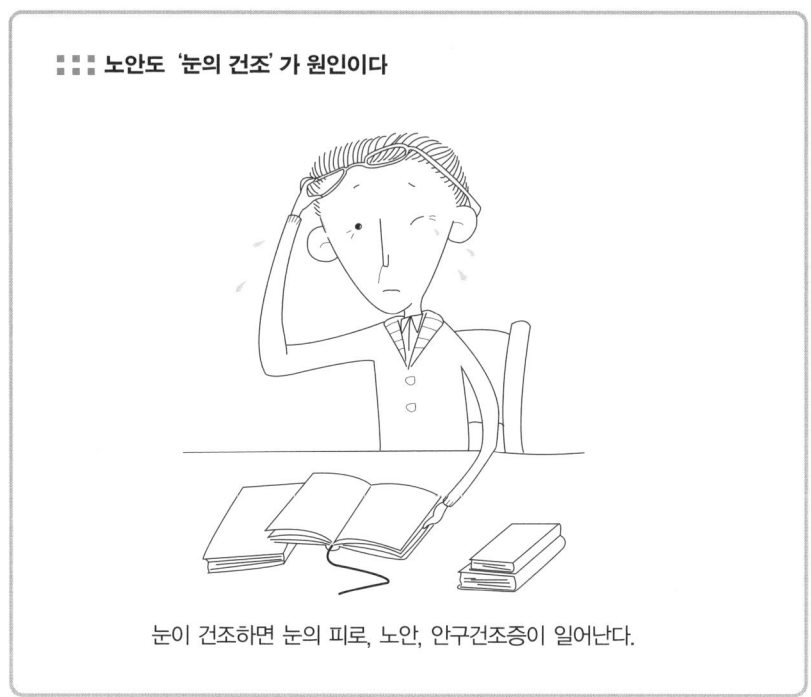

::: 노안도 '눈의 건조'가 원인이다

눈이 건조하면 눈의 피로, 노안, 안구건조증이 일어난다.

때문에 노안의 근본 원인도 세포가 건조해진 데 있다고 할 수 있다.

눈물이 부족하거나 눈물이 지나치게 증발하여 눈의 표면이 마른 것이 안구건조증이다. 눈이 시리고 이물감이 들거나 콕콕 쑤시는 듯한 느낌이 들며 콘택트렌즈도 잘 들어가지 않는다. 심하면 안구 표면이 손상되기도 한다.

구체적인 증상은 조금씩 다르지만 모두 '눈의 건조'가 원인이다. 본래 눈의 각막과 수정체 사이(전안방) 및 홍채와 수정체 사이(후안방)에는 안방수(眼房水)라는 투명한 액이 가득 차 있다. 이 안방수가 순환하면서 눈 속의 노폐물을 배출하고 기능을 정상으로 유지하기 때문에 안방수가 부족하면 앞서 말한 불쾌 증상이 나타난다.

앞에서도 나왔지만 동양의학 처방의 하나인 팔미지황환은 노화 방지, 노안, 피로하고 침침한 눈, 하지 부종, 요통, 발기부전 등에 효과가 있다. '하체-눈-노화'의 관련성을 여기서도 확인할 수 있다.

팔미지황환은 이름 그대로 여덟 가지 생약이 들어 있다. 그중에서 마, 지황, 택사, 부자, 목단피는 '뿌리'를 사용하는 약재다. 가정에서도 이 뿌리를 이용해 눈의 건강을 지킬 수 있다.

- 당근·사과·소금 주스를 마신다.
- 마를 많이 먹는다.
- 우엉이나 톳으로 만든 반찬을 자주 먹는다.
- 전신욕 후에 다시 반신욕을 한다. 반신욕을 하면 하체의 혈액 순환이 잘되고 몸속의 불필요한 수분이 땀으로 배출되어 신 기능이 좋아진다. 이를 통해 건조한 몸 상태를 개선하고 노화를 늦추는 효과를 얻을 수 있다.
- 목에 생강찜질을 하거나 눈을 감은 상태에서 얼굴 전체에 온찜질을 한다.
- 매일 워킹이나 스쿼트를 한다. 하체의 근력이 강해지고 혈액이 '신'으로 순환되어 배설 능력이 좋아진다.

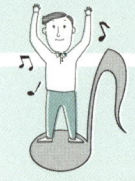

세포 보습으로 건강을 되찾은 사람들의 이야기

"비문증과 눈의 피로가 덜해졌어요"

48세, 여성

    N씨는 40대 초반에 돌연 비문증을 겪게 되었다. 비문증이란 눈앞에 먼지나 벌레 같은 것이 떠다니는 것처럼 느껴지는 증상이다.

    N씨는 오른쪽 시야 한편에 작고 검은 점이 한두 개 옆으로 지나다니는 것이 보였다. 처음에는 뭔지도 잘 모른 데다 일상생활에 지장을 받을 만큼 심각한 것도 아니라서 대수롭지 않게 여겼다. 또 디자이너라는 직업 때문에 평소에 눈을 혹사했으니 그런 증상이 나타날 만하다고 생각했다.

    그러나 40대 중반이 되면서 증세가 더 심해졌다. 이번에는 왼쪽 눈에까지 비문증이 나타난 것이다. 게다가 모기만하던 점들이 이제는 거의 파리만하게 보이기 시작했다. 그동안 컴퓨터 모니터를 들여다보는 시간이 더욱 늘어서인지 눈도 더 침침해졌다. 이래저래 노안

현상이 심해진 느낌이었다.

그때 우연히 건강 관련 잡지에서 당근·사과·소금 주스를 이용한 단식으로 비문증을 고쳤다는 기사를 읽었다. 당장 다음 날부터 아침 식사 대신 당근·사과·소금 주스를 2잔 마셨다. 또 기사의 내용대로 목이 마를 때마다 생강·홍차를 마셨다.

눈이 피로하면 목에 생강찜질을 하거나 눈을 감고 위에 따뜻한 수건을 얹어두었다. 신기하게도 생강찜질을 하고 나면 시야가 밝아졌다. 이 느낌이 좋아 눈 관리를 더 열심히 했다.

이렇게 생활하는 동안 서서히 몸이 가벼워지고 특히 오전 업무의 효율이 높아졌다. 피로를 잘 느끼지 않게 되자 비문증도 신경이 덜 쓰였다.

넉 달 정도 지나자 눈에 보이는 점들이 작아지고 색도 조금 흐려졌다. 눈이 침침해지는 증상도 가끔씩만 나타났기에 노안을 그다지 의식하지 않게 되었다. N씨는 이런 변화에 만족했지만 그래도 눈 상태가 조금 더 좋아지기를 바라며 앞으로도 아침 식사로 당근·사과·소금 주스를 마시고 눈이 피로할 때마다 목에 생강찜질을 하기로 했다.

비문증의 원인은 아직 뚜렷하게 밝혀지지 않았지만 망막의 안방수가 부족하여 수분이 원활하게 순환하지 못해 일어나는 것으로 추측하고 있다. 또 다른 원인은 눈의 건조에 있다. N씨처럼 컴퓨터를

장시간 사용하면 눈이 더 쉽게 건조해진다. 우리 눈은 안구가 마르지 않도록 눈물을 내는데 그 때문에 일시적으로 눈이 침침하게 느껴지는 것이다. 따라서 아직 원인은 확실치 않지만 우선은 눈이 건조해지지 않도록 해야 한다.

동양의학에서는 '신'이 눈을 주관한다고 말한다. 따라서 신 기능을 높이면 눈 상태도 좋아진다. 신 기능을 높이는 당근·사과·소금주스나 수분의 배설을 촉진해서 세포가 건조해지지 않도록 하는 생강·홍차, 혈액순환을 원활하게 하는 생강찜질이 모두 눈과 관련된 증상에 효과를 나타내는 이유도 바로 그 때문이다.

피부 잡티·주름

　목욕이나 사우나로 몸을 덥혀 땀을 흘리면 혈액순환이 잘되어 피부가 따뜻해지고 수분 조절을 주관하는 신장도 따뜻해져 활성화된다. 그러면 불필요한 수분이 몸 밖으로 나가고 대신 신선한 수분이 메마른 피부 세포로 들어가서 피부가 촉촉하고 매끈해진다. 이렇게 피부만 깔끔해도 한결 젊어 보인다.

　또 땀이 천연보습인자로 작용하여 피부 표면을 촉촉하게 하고 윤기와 탄력을 주기 때문에 미용 효과가 배가된다.

이것만 보더라도 세포가 건조하면 피부에 얼마나 나쁜 영향을 미칠지 짐작할 수 있다. 피부가 생기를 되찾으려면 먼저 세포를 촉촉하게 만들어야 한다는 뜻이다.

주름도 마찬가지다. 보습 크림만 챙겨 바를 것이 아니라 먼저 세포 보습에 힘써야 한다. 그래야 자글자글한 잔주름이나 깊고 굵은 주름이 서서히 줄고 피부에 탄력이 생긴다.

여성에게는 주름 못지않게 기미나 주근깨 같은 피부 잡티도 고민거리다. 기미나 주근깨가 생기는 원인은 멜라닌 색소의 침착이라고 하지만 피부의 신진대사가 정상이라면 색소 침착은 일어나지 않거나, 일어나더라도 기미나 주근깨로 남을 만큼 심하지 않다. 피부가 건조하면 혈액순환이 잘되지 않고 차가우면 신진대사가 원활하지 못하기 때문에 피부에 색소가 남게 된다.

따라서 피부 잡티를 없애려면 멜라닌 색소의 생성을 억제하는 미백용 화장품에 의존할 것이 아니라 세포부터 촉촉해지도록 해야 한다. 피부의 신진대사가 활발해지면 잡티도 서서히 옅어지거나 사라진다.

피부 본연의 수분 조절 능력을 길러 건조해지는 것을 막으려면 '미끈거리고 끈적거리는 식품'을 자주 먹는 것이 좋다. 마, 토란, 오크라, 큰실말, 미역, 생청국장, 맛버섯, 해삼, 굴, 가자미 조림묵 등에 들어 있는 무틴은 피부 세포를 촉촉하고 생기 있게 한다.

피부를 촉촉하게 만드는 식품

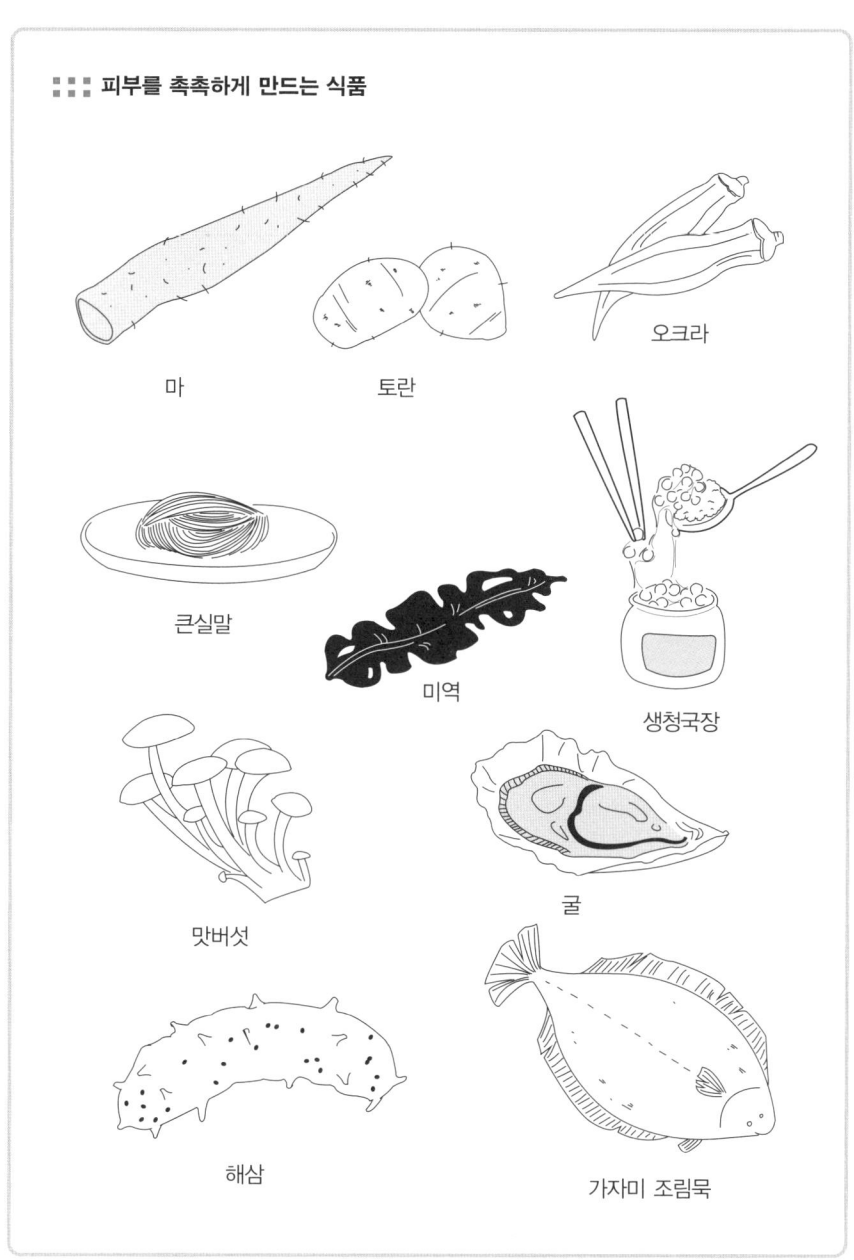

이렇게 몸속부터 건조를 막아 세포 수준에서 피부를 치유하면 보습이나 미백 기능을 가진 화장품을 쓰더라도 더 큰 효과를 볼 수 있다.

그러니 다음과 같이 일상에서 피부를 건강하고 곱게 가꾸는 습관을 적극적으로 실천한다.

- 전신욕 후에 되도록 다시 반신욕을 한다. 사우나 소금욕을 해도 좋다.
- 평소에 워킹이나 조깅을 해서 자주 땀을 흘린다.
- 당근·사과·소금 주스를 마신다.
- 생강·홍차를 마신다.
- 무틴이 풍부한 '미끈거리거나 끈적거리는 식품'을 많이 먹는다.

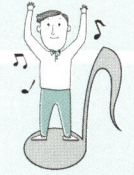

세포 보습으로 건강을 되찾은 사람들의 이야기

"건조하고 잡티투성이던 피부가 촉촉하고 깨끗해졌어요"

43세, 여성

중학교 교사인 S씨는 키 159cm에 몸무게 48kg으로 비만은 걱정할 것이 없었지만 한 가지 고민거리가 있었다. 마흔에 접어들면서 피부 트러블이 심해진 것이다. 바쁘다는 핑계로 피부 관리 한번 받아보지 못한 것이 원인인 듯싶어 후회가 되기도 했다.

어느 날 코 오른쪽에 500원짜리 동전만한 옅은 갈색 반점이 생기더니 왼쪽 볼에도 10원짜리 동전 크기의 기미가 나타났다. 수업 중에 학생을 꾸짖을 때면 말버릇 고약한 녀석들은 "잡티 선생님 화나셨다"며 놀려대곤 했다. 겉으로 표현은 하지 않았지만 이런 철없는 놀림에도 상처 받을 만큼 상태는 심각했다. 그래서 큰맘 먹고 값비싼 미백 화장품을 구입해 열심히 발라보았지만 그다지 효과를 보지 못했다.

그러던 어느 날 같은 직장에 근무하는 비슷한 또래의 남자 선생님 한 분이 요즘 들어 꽤 달라진 느낌이 들었다. 비만에 가까웠던 체구가 제법 날씬해지고 얼굴도 훨씬 탄력 있어 보였다. 궁금증을 이기지 못해 비결을 물었더니 필자가 쓴 책을 보여주며 책에서 권하는 처방대로 석 달 동안 노력한 결과라고 말했다.

그녀는 곧장 그 책을 읽고 다음 날부터 항노화 효과가 있는 식단과 식사법을 실천했다. 주서를 꺼내 잘 보이는 곳에 두었고 직장에서도 생강·홍차를 마실 수 있도록 재료를 준비했다.

아침에 일어나면 스쿼트를 1세트에 10회씩 2세트를 했다. 또 전에는 바쁘다는 핑계로 샤워로 대충 마치곤 했지만 이제는 매일 욕조에 들어가 천천히 몸을 덥혔다.

며칠이 지나자 변화가 나타나기 시작했다. 목욕으로 땀을 흘리고 나니 피부가 눈에 띄게 촉촉해졌다. 그녀는 자신의 피부가 그동안 얼마나 건조했었는지 그때 알았다고 한다.

피부가 촉촉해지면서 볼과 콧등에 있던 귤껍질 같던 모공이 줄어들고 얼굴빛도 한결 밝고 화사해졌다. 잡티에 신경이 쓰여 모공 따위는 눈에 들어오지도 않았는데 막상 모공이 줄어들자 인상이 크게 달라지는 것을 보고 놀랐다.

무엇보다 반가운 것은 근심거리였던 얼굴의 반점이 둘레부터 서서히 옅어지고 크기도 100원짜리 동전 정도로 줄어든 것이다. 색이 옅어지니 화장으로도 웬만큼은 감출 수 있었다. 또 왼쪽 볼에 있던 기미도 군데군데 색이 빠져서 옅은 갈색 점만 몇 개 남을 정도가 되었다.

'잡티 선생님'이라고 놀리던 학생들은 머쓱해하고 젊은 여선생님들은 도대체 어떤 화장품을 쓰느냐며 묻기도 했다. 몸무게에는 큰 변화가 없었지만 전체적으로 균형이 잡힌 덕분에 통이 좁은 청바지도 입을 수 있었다. 드디어 아줌마 몸매에서 벗어난 것이다.

S씨처럼 기미나 잡티 등으로 고민하는 사람은 대체로 피부색 변화가 가장 먼저 눈에 들어오기 때문에 우선 미백 화장품부터 찾는 경향이 있다. 물론 기미는 멜라닌 색소가 피부에 침착해서 생기는 것이지만 피부의 신진대사가 정상적이면 그 정도로 심한 색소 침착은 일어나지 않는다.

그러나 피부가 건조해지면 신진대사가 원활히 이루어지지 못해 색소가 여기저기 남게 된다. 이미 생긴 반점을 완전히 없애기는 어렵지만 S씨처럼 몸이 더 건조해지지 않도록 애쓴다면 만족스러운 결과를 얻을 수 있다.

요컨대 깨끗한 피부를 가지고 싶다면 세포가 건조해지는 것부터 막아야 한다. 미백 화장품은 그 후에 써도 늦지 않고 오히려 더 큰 효과를 볼 수도 있다.

탈모·흰머리·모발 트러블

 몸이 건조해서 신 기능이 떨어지면 다양한 노화 현상이 잇달아 나타난다. 탈모나 흰머리 같은 모발의 노화도 그중 하나다.
 요즘은 이르면 20대 후반부터 흰머리가 생기고 머리가 빠지기도 한다. 한 가지 원인은 과거에 비해 신체 활동이 현저히 줄어든 데 있다. 컴퓨터 앞에만 앉아 있다 보니 하체의 근력이 떨어져서 결국 '신허' 상태가 되고 이로 인해 모발에도 문제가 생긴다.
 따라서 손상된 모발을 개선하려면 먼저 '신'을 덥히고 하체의 근력을 키워야 한다. 특히 얼굴이 붉고 머리숱이 적으며 근육질에 옆으로 딱 바라진 양성 체질에 속하는 사람은 그에 맞는 식생활을 하면 모발의 노화를 막을 수 있다. 모발의 노화를 막는 데는 다음 방법이 효과적이다.

- 당근·사과·소금 주스를 마신다. 이 주스는 주로 음성 체질인 사람에게 좋다.
- 마를 많이 먹는다.
- 미역, 다시마, 톳 등의 해조류를 매일 먹는다.
- 워킹이나 스쿼트를 한다.
- 양성 체질인 사람은 어느 정도는 체질에 맞는 식생활을 하는 것이 좋다.

불면증

　커피나 녹차를 많이 마셔 카페인을 지나치게 섭취했거나 너무 덥거나 추울 때, 가려움이나 통증, 빈뇨 등의 증상이 있을 때는 밤에 잠이 잘 오지 않는다. 이 밖의 원인으로 잠이 잘 오지 않는 불면증은 대개 몸의 건조와 냉증에서 비롯된다.
　어린아이들은 잠이 올 때 손발이 따뜻해진다. 이처럼 편안히 잠잘 때는 몸이 따뜻하지만 몸에 불필요한 수분이 쌓여 세포가 건조하면 손발이 차다. 건강의 기본 원칙인 '두한족열(頭寒足熱)'의 반대 상태가 되는 것이다.

따라서 머리로 치밀어 오른 혈액을 내려 뇌신경을 쉬게 하려면 세포를 촉촉하게 만들고 몸속을 따뜻하게 덥혀야 한다. 쾌적한 수면을 위해서는 다음 방법이 효과적이다.

- 워킹 등으로 근육을 자주 사용해서 혈액을 하체로 보낸다.
- 잠자리에 든 후 체온이 떨어졌을 때 깊은 잠에 들게 되므로 다음 방법으로 미리 체온을 높여두도록 한다.

  우선, 37~39℃의 미지근한 물에 20분 정도 몸을 담근다. 술을 즐기는 사람은 목욕 후에 가볍게 한잔 정도 마시는 것도 좋다. 이때 맥주보다는 몸을 덥히는 적포도주나 사케가 좋다. 손발이 찬 사람은 세숫대야 등에 굵은 소금을 조금 넣고 42℃ 정도의 물을 받아 5~10분간 손이나 발을 담근다.
- 잠자리에 들기 전에 차조기 잎을 넣은 생강탕이나 다진 차조기 잎과 파를 넣은 따끈한 된장국을 마신다. 차조기 잎과 생강은 정신을 안정시키는 작용을 한다.

  또 차조기로 만든 술을 한두 잔 마셔도 좋다. 만드는 법은 푸른 차조기 잎(100g)을 물에 씻어 응달에서 하루 동안 말린 뒤에 입구가 넓은 병에 얼음설탕(200g)과 함께 넣고 소주(희석식 소주) 10컵(1.8ℓ)을 부어 햇볕이 들지 않는 서늘한 곳에 석 달간 두면 된다.

성 기능 저하

　나이가 들면 하체가 가늘고 빈약해지면서 하지와 허리의 근력도 떨어진다. 이 때문에 허리나 무릎이 아프고 하지에 냉증이 생기며 잘 붓는다. 이런 노화 현상과 더불어 두드러지게 나타나는 것이 발기부전 같은 성 기능 저하다. 이것 역시 '신허'에서 비롯되는 전형적인 증상이다.
　앞에서도 말했지만 신허로 인한 증상은 유독 하체에 많이 나타난다. 세포로 흡수되지 못하고 남은 수분이 중력의 영향으로 배꼽 아래로 모이면 그 부위에 위치한 신장, 부신, 비뇨기, 생식기 등이 차가워져서 기능이 떨어진다. 동시에 이들 장기의 세포도 급격히 건조해진다.

신 기능이 약해져서 해면체(음경이나 음핵의 주체를 이루는 발기 조직)가 메마르고 생기를 잃었다면 발기부전이 생겨도 이상한 일이 아니다. 여성도 몸이 건조하면 질 윤활액이 감소하므로 원활한 성생활이 힘들어진다.

신허증에 좋은 팔미지황환은 세포가 건조해서 일어나는 당뇨병에도 효과가 있다. 당뇨병에 걸리면 발기부전이 되는 경우가 많은 이유도 이 두 가지 모두 근본적으로는 같은 원리로 일어나는 증상이기 때문이다. 세포가 건조해지지 않도록 신 기능을 높이려면 무엇보다 하체의 근력을 키우고 하체를 따뜻하게 해야 한다. 다음 방법이 효과적이다.

- 아침 식사로 당근·사과·소금 주스를 마신다.
- 생강·홍차를 마신다.
- 신허증을 다스리는 데 효과적인 마를 자주 먹는다. 술을 즐기는 사람이라면 마로 담근 술(144쪽)을 잠자기 전에 마시면 좋다.
- 워킹이나 스쿼트로 하체의 근력을 키운다.
- 하루에 2~3회 아랫배를 마사지한다. 양손을 겹쳐 아랫배에 대고 2~3분간 시계 방향으로 천천히 힘을 줘가며 20~30회 정도 마사지한다.

신경증 · 우울증

　기온이 낮은 계절(11월부터 이듬해 3월)에는 우울증 발병률이 높다고 한다. 몸이 차가워지는 계절인 만큼 수분이 쉽게 정체되기 때문에 세포가 더 건조해진다. 또 하루 중에서 우울 증상이 가장 심한 시간대 역시 체온이 낮은 오전 중이라고 한다. 이런 사실로 미루어 기온이나 체온이 떨어져서 일어나는 세포의 건조가 신경증이나 우울증 같은 정신 질환의 중요한 원인이 되는 것을 알 수 있다.
　노인성 우울증은 인지증과 관련이 있다고 한다. 인지증을 앓고 있는 노인의 뇌를 MRI 영상으로 확인해보면 대체로 두개골과 뇌 사이가 치밀하지 못하고 틈이 있다.

이런 사실은 뇌세포가 건조하면 정신 상태에 나쁜 영향을 미칠 수 있다는 것을 말해준다. 따라서 증상을 개선하려면 땀을 흘릴 정도로 체온을 올려 세포가 건조하지 않게 해야 한다.

- 생강탕 또는 차조기 생강탕을 하루에 3번 이상 마신다. 차조기와 생강은 기의 순환을 도와 우울한 감정을 떨쳐내는 작용을 한다.
- 차조기 미소된장국, 차조기 튀김, 생강 절임, 생강 초절임, 다진 생강을 넣은 된장국 등 차조기와 생강을 이용한 음식을 평소에 자주 먹는다.
- 차조기 잎을 달여 마신다. 물 1컵에 차조기 잎 10g을 넣고 반으로 줄 때까지 달여 하루에 3번 마신다.
- 당근·사과·차조기 잎 주스를 마신다. 당근 2개(약 400g, 갈면 240cc), 사과 1개(약 300g, 갈면 240cc), 차조기 잎(약 50g, 갈면 35cc)을 갈아(515cc, 약 3컵) 마신다.

암

    심장과 소장은 우리 몸에서 암이 생기지 않는 부위다. 비장(지라)에도 암이 잘 생기지 않는다. 심장은 혈액을 온몸으로 보내느라 쉴 새 없이 움직이기 때문에 많은 열을 발산한다. 비장은 혈액의 저장소로 혈관이 많아 암자색을 띠며 온도가 높다. 소장은 음식물의 영양분을 소화·흡수하기 위해 지속적으로 연동운동을 하므로 역시 온도가 높다.

    39.6℃의 열에 암세포가 사멸한다는 연구 결과나 말라리아에 걸

려 고열이 난 후에 암세포가 사라진 사례를 보더라도 암이 열에 약한데다 몸이 차고 건조할 때 생기기 쉽다는 것을 짐작할 수 있다. 따라서 암을 예방하고 치료하려면 몸을 덥히고 몸속의 과다한 수분을 배출하여 세포가 건조해지지 않도록 해야 한다.

한편 육류나 달걀, 우유, 버터 등으로 대표되는 서구식 식사를 즐기게 된 이후로 폐암이나 대장암, 유방암 같은 서구형 암은 물론이고 전체 암 환자 수도 늘어났다. 암을 예방하려면 지금부터라도 몸을 따뜻하게 하는 한식을 중심으로 먹고, 식사량도 평소 먹던 양의 60~70% 정도로 줄여야 한다.

- 아침 식사로 당근·사과·소금 주스와 생강·홍차를 마신다.
- 현재 암을 앓고 있거나 치료 후 재발이나 전이가 염려되는 사람은 아침 식사로 당근·사과·양배추 주스를 마신다. 미국의 자연요법학자 노먼 워커(Norman Walker) 박사는 당근과 양배추가 궤양과 암을 치료하는 기적의 식품이라고 말했다. 당근 2개(약 400g, 갈면 240cc), 사과 1개(약 300g, 갈면 240cc), 양배추(100g, 갈면 70cc)를 갈아(550cc, 약 3컵) 마신다.
- 주식은 현미 또는 백미에 검은깨와 소금을 뿌려 먹는다. 한입에 50회 이상 잘 씹어서 먹는다.
- 저녁 식사는 채소, 콩, 어패류로 만든 반찬 한두 가지에 매실

장아찌, 무 간 것, 톳 볶음을 곁들여 먹는다.
- 체력이 허락하는 범위에서 워킹, 목욕, 사우나 등으로 몸을 따뜻하게 한다.
- 환부에 생강찜질을 한다.
- 취미에 몰두해본다. 마음 맞는 사람들과 목청 높여 노래를 부르거나 한바탕 수다를 떨고 나면 기분이 한결 밝아지고 몸도 따뜻해진다. 이런 상태가 암세포를 물리치는 백혈구의 일종인 NK세포(natural killer cell, 자연살해세포)의 활동을 촉진한다.
- 신과 자연, 부모 형제 등 내 주변의 모든 것들에 감사한다. 이런 마음 자세를 가지면 심리적으로도 안정되지만 활기차고 기분 좋게 생활할 때와 마찬가지로 NK세포의 활동이 활발해진다.

Well-aging point

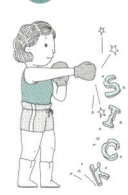

- 혈압이 높은 사람은 몸속의 불필요한 수분을 배출하여 세포가 건조해지지 않도록 양파·무·미역 샐러드, 생청국장·치즈 등의 발효식품을 먹고, 스쿼트 등의 운동으로 하체 근육을 단련하는 것이 좋다.

- 당뇨병·고지혈증 등의 생활습관병, 노안·탈모·흰머리·골다공증 등의 노화 현상, 갱년기장애·피부 잡티 등 특히 여성에게 많은 증상, 빈뇨·정력 감퇴 등 하체와 관련된 질환은 각각에 알맞은 건강식이법과 운동법을 꾸준히 실천하면 예방·개선할 수 있다.

- 마, 차조기, 염교, 검은콩, 우엉, 굴 등을 자주 먹으면 노화로 인한 각종 질병과 증상을 개선할 수 있다.

옮긴이의 글

'세포 보습'으로
'아프지 않은 청춘'을 오래도록 누리자

　내일 모레면 사십대 중반으로 접어드는 나는 요즘 부쩍 '잘난 척', '있는 척'보다 '건강한 척'하기가 훨씬 더 어렵다는 생각을 한다. 마흔을 넘어서부터 몸 여기저기가 삐걱거리더니 이런저런 불쾌한 증상들이 꼬리를 물고 나타났기 때문이다. 큰 병만 아니라면 그 정도쯤 얼마든지 견딜 수 있다며 허세도 부려보고, '골골팔십'이란 말로 위안을 삼기도 했다. 물론 나름 체계적인 건강 상식을 총동원해 증상을 고쳐보려고 애도 썼다.

　그러나 남들 보기 대수롭지 않은 불쾌 증상도 마치 일상처럼 되풀이되다 보니 '불쾌감'을 넘어, 겪어보지 않으면 모르는 '고통'이 되어버렸다. 내 나이쯤이면 누구에게나 일어나는 자연스러운 현상이라며 우아하게 현실을 받아들이다가도 어떨 땐 자존심 다 버리고 아무나 붙잡고 하소연이라도 하고 싶어진다. 그러니 표정은 어두워지고 행동은 굼뜨고 생각은 자꾸 바닥으로 가라앉는다.

증상이 심해지면 원인이라도 알자며 병원을 찾을 때도 있다. 그러나 막상 구체적인 검사 수치나 진단명이 나오면 회복에 대한 확신 대신 절망감에 빠진다. '신경성'이라는 막연한 대답을 들어도 마찬가지다. 안심은커녕 불안과 조바심만 커진다. 몸에 근심거리가 둥지를 틀었으니 건강은 더 이상 내 몸과 하나가 아니라 몸 바쳐 지켜야 하는 위협적인 대상이 되고 만 것이다.

이 책에서 이시하라 유미 박사는 우리 몸 안팎으로 겪는 다양한 불쾌 증상과 노화 현상의 원인을 '세포의 건조'에서 찾고 있다. 잘못된 식습관과 생활습관으로 인해 몸 밖으로 나가야 할 수분이 그대로 몸속에 남아 제자리를 찾지 못하다가 불필요한 부분에 고여 통증을 일으킨다는 것이다. 또한 그로 인해 수분을 공급받지 못한 세포는 더욱 더 메말라가고, 그 결과는 고스란히 내 몸 구석구석 생각지도 못한 곳에 다양한 증상으로 나타난다고 설명한다. 이를 통해 고혈압, 하체 비만, 노안, 요통, 피부 트러블, 우울증 같은 증상들이 어떻게 세포의 건조에서 비롯되었는지 그 원리를 알고 나면 갸우뚱하던 고개가 절로 끄덕여진다.

저자는 다년간 연구한 독자적인 이론과 임상 경험에서 얻은 지혜를 바탕으로 세포의 건조를 부추기는 생활습관을 지적하고, 건조해진 세포의 수분 흡수력을 되찾아 노화를 늦출 수 있는 다양한 방법을 제시한다. 구체적으로 말하면 세포 보습에 효과적인 식품과 항노화 음료를 소개하고 이를 이용해 불필요한 수분을 효율적으로 배출할 수 있는 식사법을 알려준다. 또 통증을 가라앉히는 찜질법과 여러 유익한 효과를 얻는 목욕법, 근육을 단련하여 체온을 올리고 신 기능을 높이는 운동법 등을 꼼꼼하게 일러준다.

이시하라 유미 박사의 책은 이미 국내에 많이 번역되어 있다. 주로 체온과 건강과의 관계를 다룬 내용이지만, 이 책에서는 '세포 보습'의 관점에서 건강을 논하고 있다. 저자의 이 같은 이론과 주장이 신뢰를 받는 이유는 단순히 그가 동양의학과 서양의학에 대한 폭넓은 지식과 오랜 임상 경험을 가졌기 때문만은 아닐 것이다. 괴로운 불쾌 증상에서 벗어나 전보다 더 건강해지도록 그가 내린 처방은 재료의 준비나 조리가 번거롭지 않은 식사법이나 몸에 무리가 가지 않는 운동법 등 일상에서 조금만 신경 쓰면 지킬 수 있는 소소한 원칙들이다. 세포 보습으로 건강을 되찾은 사람들의 이야기를 읽다 보면 그런 작은 노력들도 모이고 모이면 건강이라는 큰 보상으로 돌아온다는 것을 잘 알 수 있다. 물론 그 노력은 무모한 시도나 헛수고가 아닌 바른 노력이어야 한다. 유행하는 건강법 중에는 '모르는 게 약'인 상식이나, 알고 나니 더 심란하고 안 지키자니 마음에 걸리는 부담스런 경고나 금기가 많다. 반면 저자가 제안하는 식사법과 운동법, 생활습관에는 특별한 비법 따위는 없지만 일상에서 꾸준히 실천할 수 있고 그만큼 오래도록 효과를 누릴 수 있다.

뭐든 지나치게 풍부하고 다양해진 지금에도 유독 호불호가 갈리지 않고 취향을 따르지 않으며 양보의 미덕도 존재하지 않는 가치는 바로 건강일 것이다. 그 누구라도 인간의 생로병사를 주관하는 건강의 소중함을 질병이라는 호된 경험을 통해 깨닫고 싶어 하지 않는다. 건강은 "건강했다"는 과거형으로 자랑하거나, "건강할 것이다"라는 미래형으로 다짐하는 것이 아니라 지금 한껏 누려야 하는 진행형 가치이기 때문이다. 남모를 통증과 막연한 불안으로 허망하게 소비했던 시간만큼 밝은 표정과 씩씩한 몸놀림으로 일과 여가를 즐기려면 그만한 품은 들여야 한다. 저자가 일러준 대로 무리하지 않는 범위에서 '세포 보습'에 힘을 써보자. 마른 가지에 물이 오르면 다시 잎이 돋고 꽃이 피듯 우리 삶에서 새롭게 '아프지 않은 청춘'을 오래도록 누려보자.

윤혜림

옮긴이 _ **윤혜림**

서울대학교 건축학과를 졸업했다. 일본 교토대학에서 건축학 전공으로 공학석사 학위를 받고, 동 대학에서 건축환경공학 전공으로 공학박사 학위를 받았다. 한국표준과학연구원에서 일했고, 지금까지 전공과 관련하여 5권의 책을 내고 7권의 책을 옮겼다.

최근에 《내장지방을 연소하는 근육 만들기》, 《근육 만들기》, 《세로토닌 뇌 활성법》, 《음식으로 먹는 평생보약》, 《생활 속 독소배출법》, 《생활 속 면역 강화법》, 《부모가 높여주는 내 아이 면역력》, 《항암치료 보양식탁》, 《먹는 면역력》, 《면역력을 높이는 생활》, 《먹어서 개선하는 콜레스테롤》, 《나를 살리는 피, 늙게 하는 피, 위험한 피》, 《마음을 즐겁게 하는 뇌》, 《내 몸 안의 숨겨진 비밀, 해부학》, 《내 아이에게 대물림되는 엄마의 독성》을 비롯한 건강서와 자기계발서 《잠자기 전 5분》, 《코핑》, 자녀교육서 《엄마의 자격》 등을 번역했다.

좋은 책의 첫 번째 독자로서 누리는 기쁨에 감사하며, 번역을 통해 서로 다른 글을 잇는 다리를 놓아 저자의 지식과 마음을 독자에게 충실히 전달하려 한다.

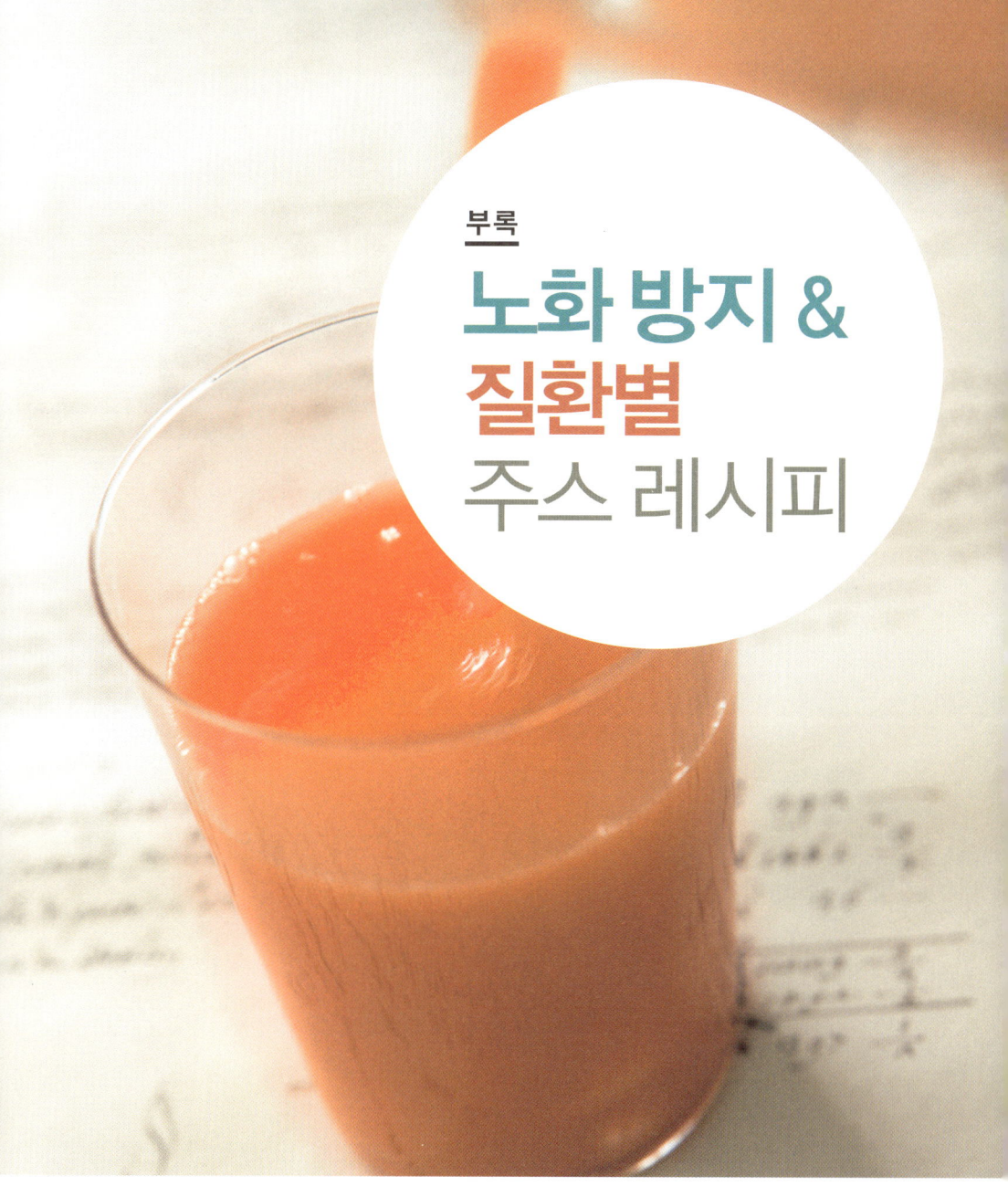

부록

노화 방지 &
질환별
주스 레시피

노화를 방지하고, 증상을 완화시키며 병의 근본을 다스리는 간편한 주스 한 잔!

주스는 무병장수의 지름길인 '소식(小食)'을 실천할 수 있게 하며 위에 부담을 주지 않는다. 또 내장기관의 에너지원인 당을 부작용 없이 섭취할 수 있다. 무엇보다 주스는 살아 있는 채소와 과일의 싱싱한 영양분을 빠르게 흡수할 수 있는 최고의 방법이다.

생강 홍차

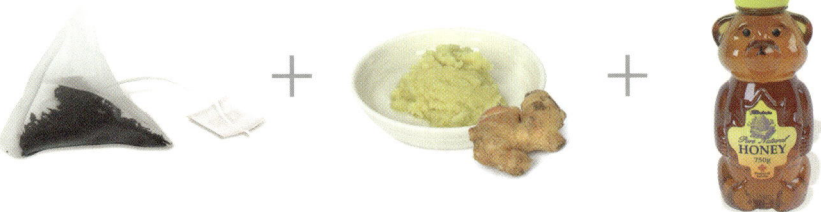

만드는 법

1. 홍차 티백을 컵에 넣고 뜨거운 물을 붓는다.
2. 뜨거운 홍차에 생강 간 것을 적당량 넣는다.
3. 흑설탕(유기농)이나 꿀로 단맛을 내어 하루에 3~6잔 마신다.

노화 방지 당근·사과·소금 주스

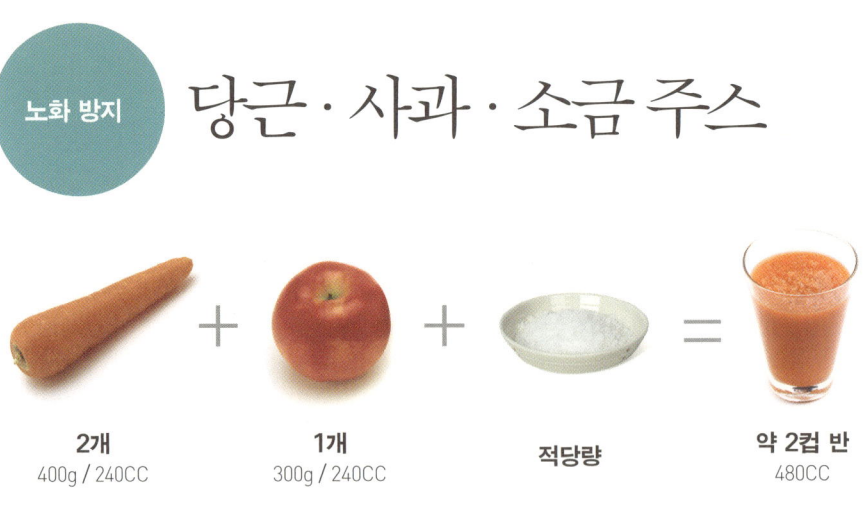

| 2개 | 1개 | 적당량 | 약 2컵 반 |
| 400g / 240CC | 300g / 240CC | | 480CC |

- 당근과 사과를 깨끗하게 씻어서 껍질째 주서(믹서가 아니라)에 넣어 간다.
- 소금을 적당량(간을 보아 맛있을 정도) 넣고 잘 섞어 씹듯이 천천히 마신다.

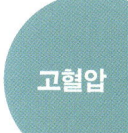
고혈압

당근·사과 주스

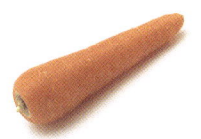 + 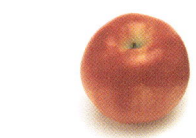 =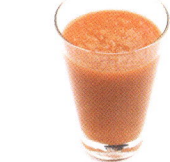

| 2개 | 2/3 개 | 약 2컵 |
| 400g / 240CC | 200g / 160CC | 400CC |

- 당근과 사과를 깨끗하게 씻어서 껍질째 주서(믹서가 아니라)에 넣어 간다.
- 만든 주스를 씹듯이 천천히 마신다.
- 당근·사과 주스에 다른 채소를 첨가해 몸에서 나타나는 전조증상에 따라 주스를 만들 수 있다.

당근·사과·샐러리 주스

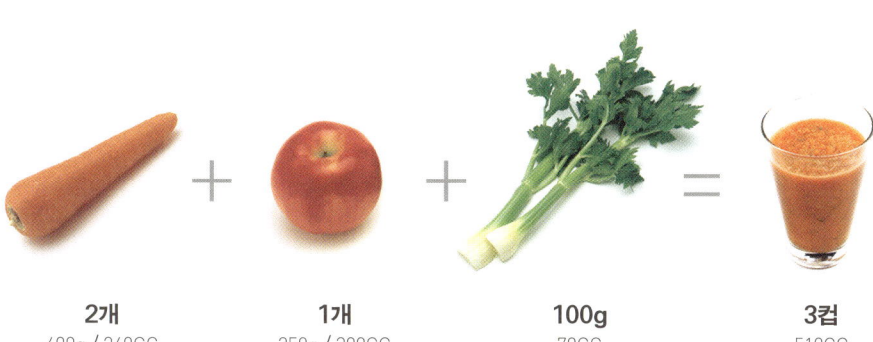

| 2개 | 1개 | 100g | 3컵 |
| 400g / 240CC | 250g / 200CC | 70CC | 510CC |

- 하루 두세 번 나누어 마신다(아침식사 대용으로 하루 한 번도 좋다).
- 샐러리에는 혈전 형성을 막는 피라진이 들어 있다.

당뇨병 | 당근·사과·양파 주스

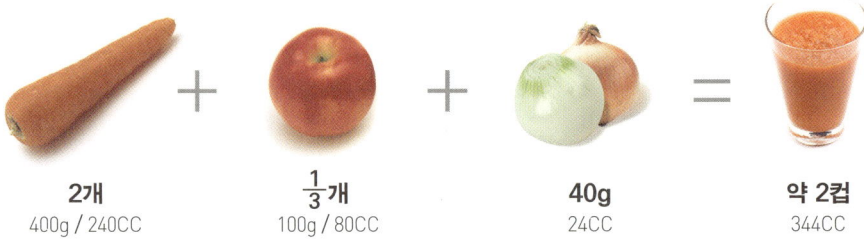

2개 + 1/3개 + 40g = 약 2컵
400g / 240CC   100g / 80CC   24CC   344CC

● 양파에 들어 있는 황화알릴은 혈관을 확장해 혈액순환을 원활하게 할 뿐만 아니라 신장으로 가는 신혈류(腎血流)를 좋게 해 이뇨를 촉진한다. 또 몸을 따뜻하게 해 발한 작용을 돕는다.

심장 질환 | 당근·사과·양파 주스

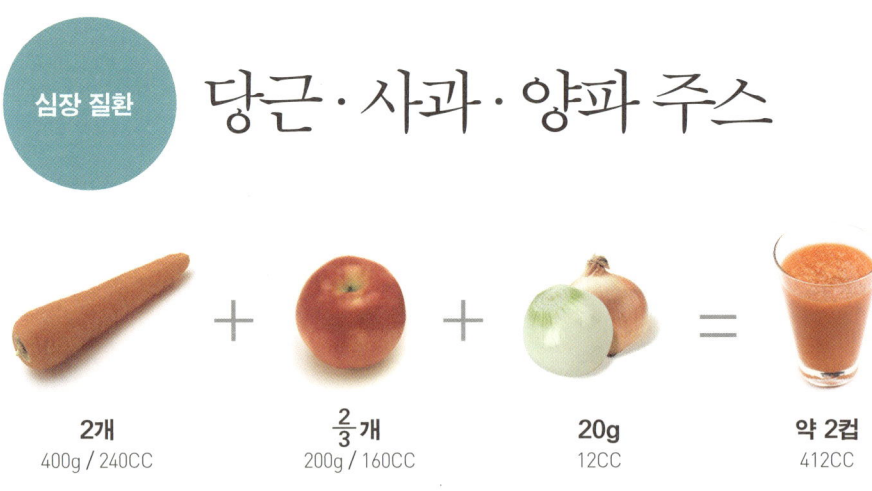

2개 + 2/3개 + 20g = 약 2컵
400g / 240CC   200g / 160CC   12CC   412CC

● 양파에 들어 있는 황화알릴은 혈관을 확장해 혈액순환을 원활하게 할 뿐만 아니라 신장으로 가는 신혈류(腎血流)를 좋게 해 이뇨를 촉진한다. 또 몸을 따뜻하게 해 발한 작용을 돕는다.

위장 질환 — 당근 · 사과 · 양배추 주스

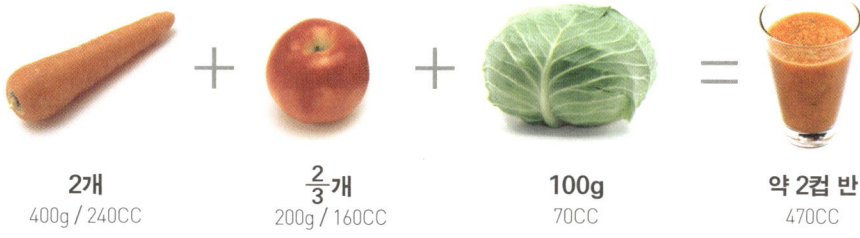

당근	사과	양배추	주스
2개	2/3개	100g	약 2컵 반
400g / 240CC	200g / 160CC	70CC	470CC

● 양배추는 서양에서 올리브, 요구르트와 더불어 3대 장수식품으로 손꼽히는 식품이다. 특히 백혈구의 활동을 향상시켜주고 각종 암을 예방하는 성분이 매우 풍부하다. 특히 양배추에 들어 있는 비타민 U, K는 인체의 재생력을 높여준다.

동맥경화 — 당근 · 파인애플 · 양파 주스

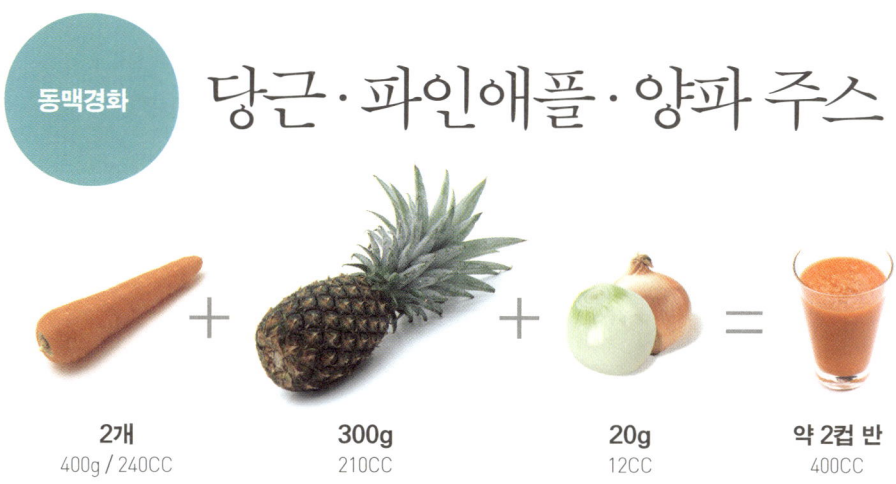

당근	파인애플	양파	주스
2개	300g	20g	약 2컵 반
400g / 240CC	210CC	12CC	400CC

● 파인애플에 들어 있는 브로멜린은 동맥벽에 침착해 있는 단백질(피블린 등)을 용해한다. 양파에 들어 있는 황화알릴은 앞에서 언급했듯이 백혈구의 기능을 높이고 혈관을 확장해 혈액순환을 개선한다.

감기·기침·기관지염 — 당근·사과·무 주스

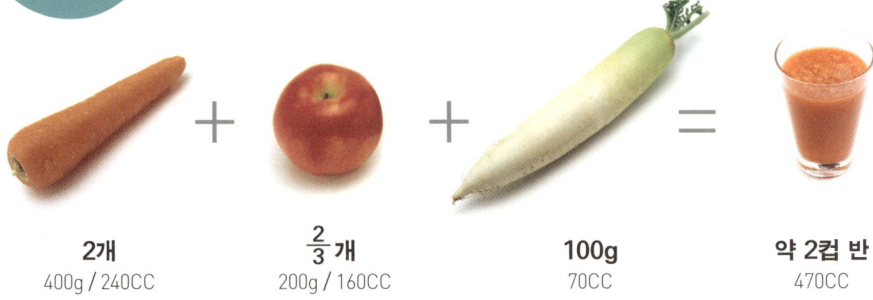

- 2개 400g / 240CC
- 2/3개 200g / 160CC
- 100g 70CC
- 약 2컵 반 470CC

● 하루에 한두 번 정도로 나누어 마신다.
● 단 아침식사를 하지 않을 때는 아침식사 대용으로 하루에 한 번도 좋다.
● 무는 기침을 가라앉히고 가래를 없애는 작용을 한다. 또 매운맛 성분인 유황화합물이 백혈구의 기능을 활성화하고 노폐물 배설을 촉진한다.

지방간 — 파인애플·무·양파 주스

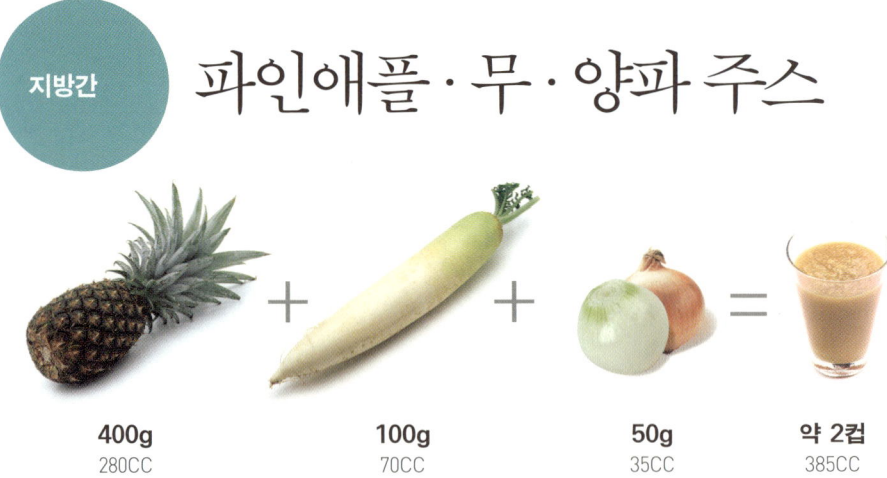

- 400g 280CC
- 100g 70CC
- 50g 35CC
- 약 2컵 385CC

● 파인애플은 담즙 분비를 촉진하고, 단백질과 지방의 소화를 도와 단백질, 지방 과잉으로 생기는 질환에도 탁월한 효과를 발휘한다. 또 양파와 무에는 유황화합물이 들어 있어 위장을 정화하고 담즙산 분비를 촉진한다.

담석 — 당근·샐러리 주스

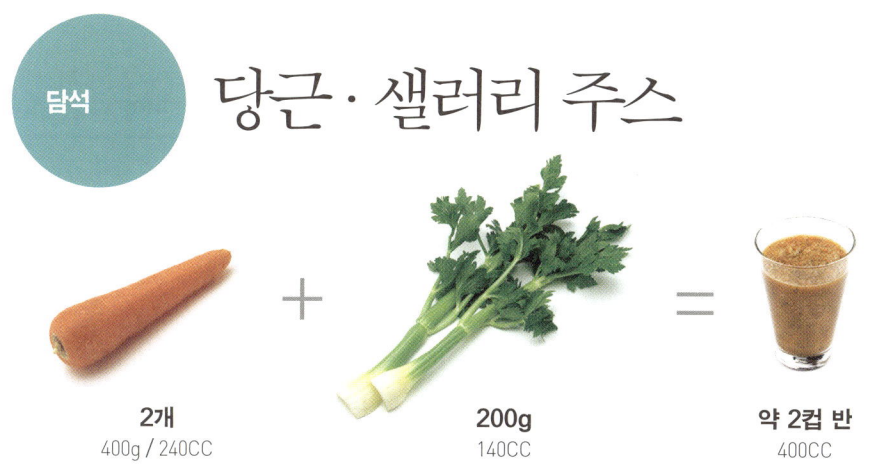

- 2개 400g / 240CC
- 200g 140CC
- 약 2컵 반 400CC

● 샐러리는 담석을 용해한다.

우울증·자율신경실조증 — 당근·사과·차조기 잎 주스

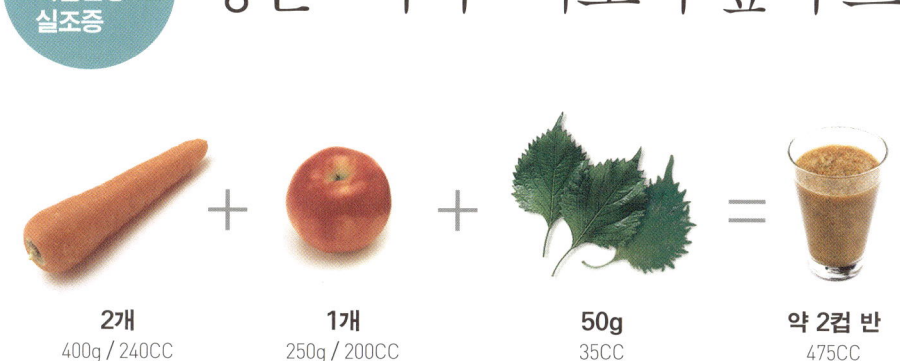

- 2개 400g / 240CC
- 1개 250g / 200CC
- 50g 35CC
- 약 2컵 반 475CC

● 푸른 차조기잎은 말리거나 굽지 않은 생잎을 사용한다.

방광염·신우염 — 당근·사과·오이·파슬리 주스

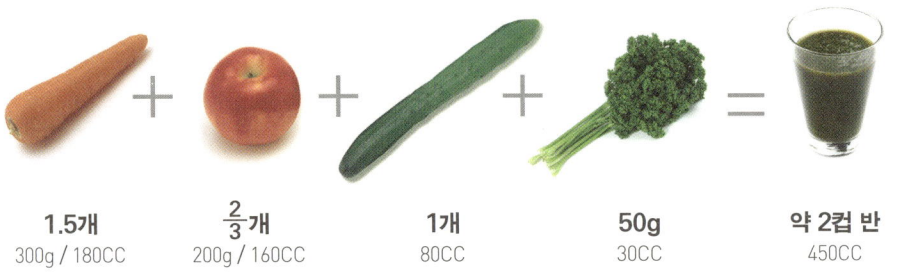

당근	사과	오이	파슬리	=	주스
1.5개 300g / 180CC	2/3개 200g / 160CC	1개 80CC	50g 30CC		약 2컵 반 450CC

● 오이는 이뇨 작용에 좋고, 파슬리는 요로를 정화하는 작용을 한다.

변비 — 당근·사과·시금치 주스

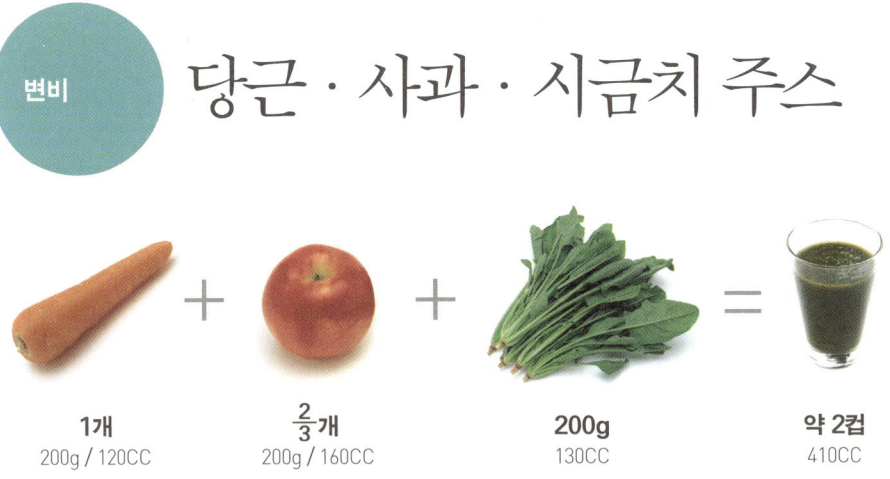

당근	사과	시금치	=	주스
1개 200g / 120CC	2/3개 200g / 160CC	200g 130CC		약 2컵 410CC

● 시금치는 위장 기능을 활발하게 하고, 위장 대청소를 해준다. 사과도 펙틴이라는 식이섬유와 장 근력을 강화하는 칼륨이 들어 있어 완하 작용을 촉진한다.

노화는 세포건조가 원인이다

개정판 1쇄 발행 | 2017년 3월 24일
개정판 6쇄 발행 | 2023년 12월 20일

지은이 | 이시하라 유미
옮긴이 | 윤혜림
펴낸이 | 강효림

편집 | 곽도경
디자인 | 채지연
마케팅 | 김용우

종이 | 한서지업(주)
인쇄 | 한영문화사

펴낸곳 | 도서출판 전나무숲 檜林
출판등록 | 1994년 7월 15일 · 제10-1008호
주소 | 10544 경기도 고양시 덕양구 으뜸로 130
위프라임트윈타워 810호
전화 | 02-322-7128
팩스 | 02-325-0944
홈페이지 | www.firforest.co.kr
이메일 | forest@firforest.co.kr

ISBN | 978-89-97484-94-2 (13510)

이 책에 실린 글과 사진의 무단 전재와 무단 복제를 금합니다.
※ 잘못된 책은 구입하신 시점에서 바꿔드립니다.

인간의 건강한 삶과 문화를 한권의 책에 담는다

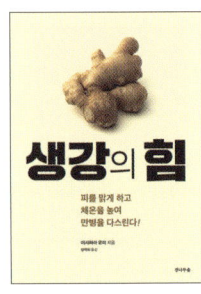

먹기만 해도 만병통치 생강의 힘

현대에는 몸이 차가운 사람이 급증하고 있다. 가장 대표적인 증상이 두통, 어깨결림, 비만, 알레르기, 우울증 등이다. 이러한 증상들은 몸을 덥힘으로써 해소할 수 있는데, 가장 효과적인 것이 바로 생강이다. 생강의 유효 성분과 효능, 생강을 이용한 음식 레시피, 생강 덕분에 건강을 회복한 사람들의 체험담이 가득 실려있다.

이시하라 유미 지음 | 성백희 옮김 | 192쪽

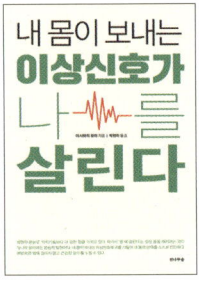

내 몸이 보내는 이상신호가 나를 살린다

병을 두려워하지 마라, 병이야말로 내 몸이 보내는 생존 신호다! '병'에 걸린다는 것은 몸을 해치려는 것이 아니라 살리려는 본능의 발현이다. 내 몸이 이상신호를 보냈을 때 바로 알아차리고, 몸의 자연치유력을 강화하는 방법으로 혈액을 깨끗이 정화하면 그 어떤 병이든 자신이 스스로 예방하고 치유할 수가 있다.

이시하라 유미 지음 | 박현미 옮김 | 260쪽

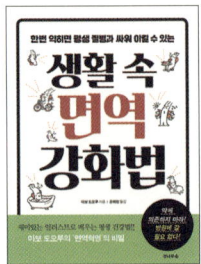

생활 속 면역 강화법

세계적인 면역학자 아보 도오루의 면역학 이론을 쉽게 풀어쓴 책. 어려운 의학 용어와 복잡한 원리를 일러스트로 쉽고 재미있게 설명하면서 생활 속에서 누구나 실천할 수 있는 면역력 강화법을 제시한다. 특히 '면역력을 높이는 10가지 방법'은 그간 아보 도오루가 제창해온 면역학 이론에서 '핵심 중의 핵심'이라는 평가를 받고 있다.

아보 도오루 지음 | 윤혜림 옮김 | 236쪽

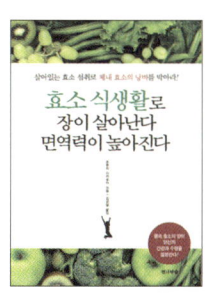

효소 식생활로 장이 살아난다 면역력이 높아진다

'체내 효소(인체에서 생성하는 효소)의 양은 정해져 있기 때문에 효소를 얼마나 보존하느냐가 건강을 좌우한다'고 강조하면서 나쁜 먹을거리와 오염된 환경, 올바르지 않은 식습관 때문에 갈수록 줄어드는 체내 효소를 어떻게 하면 온존하고 보충할 수 있는지를 상세히 알려준다. 그리고 장 건강을 위해 효소 식생활이 얼마나 중요한지 등 장과 면역력에 대한 모든 것을 알기 쉽게 설명한다.

츠루미 다카후미 지음 | 김희철 옮김 | 244쪽

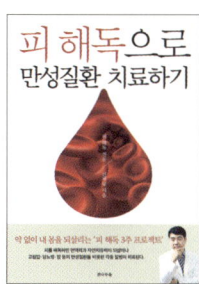

피 해독으로 만성질환 치료하기

만성질환은 약으로는 치료되지 않는다. 피 해독을 해야 근본 원인이 제거되면서 만성질환이 낫는다! 혈액이 오염되면 장기가 오염되어 각종 질병이 생기고, 심하면 사망에 이르게 된다. 하지만 약에만 의존하면 만성질환은 절대 치료되지 않는다. 피 해독을 돕는 식습관과 생활습관을 3주간 실천하는 '피 해독 3주 프로젝트'로 건강을 되찾자.

선재광 지음 | 236쪽

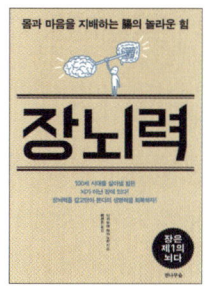

몸과 마음을 지배하는 腸의 놀라운 힘 장뇌력

많은 몸속 기관 중에 뇌가 으뜸인 것처럼 보이지만, 생물은 먼저 장에서 진화했으며 뇌는 훨씬 뒤에 생겨났다. 즉 장은 뇌보다 훨씬 오래된, 생명의 근원이다. 저자는 우리가 먹고 마신 음식, 들이쉰 공기가 어떻게 '몸'과 '마음'이 되는지 그 작용 원리와 장에 숨겨진 놀라운 힘을 이 책에 담았다. 그러므로 장뇌력을 연마하면 몸과 마음과 영혼이 조화를 이뤄 진정한 건강을 누릴 수 있다.

나가누마 타카노리 지음 | 배영진 옮김 | 216쪽

전나무숲 건강편지를
매일 아침, e-mail로 만나세요!

전나무숲 건강편지는
매일 아침 유익한 건강 정보를 담아 회원들의 이메일로 배달됩니다.
매일 아침 30초 투자로 하루의 건강 비타민을 톡톡히 챙기세요.
도서출판 전나무숲의 네이버 블로그에는 전나무숲 건강편지 전편이 차곡차곡
정리되어 있어 언제든 필요한 내용을 찾아볼 수 있습니다.

http://blog.naver.com/firforest

 '전나무숲 건강편지'를 메일로 받는 방법 forest@firforest.co.kr로 이름과 이메일 주소 보내주세요.
다음 날부터 매일 아침 건강편지가 배달됩니다.

유익한 건강 정보,
이젠 쉽고 재미있게 읽으세요!

도서출판 전나무숲의 티스토리에서는 스토리텔링 방식으로 건강 정보를 제공합니다.
누구나 쉽고 재미있게 읽을 수 있도록 구성해,
읽다 보면 자연스럽게 소중한 건강 정보를 얻을 수 있습니다.

http://firforest.tistory.com

스마트폰으로 전나무숲을 만나는 방법

네이버 블로그   다음 블로그